本书获得广东省哲学社会科学规划项目（090—08）及广州市哲学社会科学发展规划项目（11Y09）资助

本书出版得到广东省高校女性发展研究中心大力支持

护士职业成功感及职业生涯阶段特征理论

NURSE CAREER SUCCESS AND THE QUALITATIVE RESULT OF CAREER STAGE FEATURE

李泽楷 著

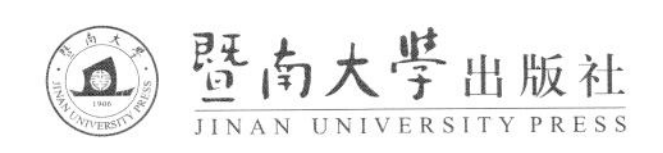

中国·广州

图书在版编目（CIP）数据

护士职业成功感及职业生涯阶段特征理论/李泽楷著. —广州：暨南大学出版社，2017.12
ISBN 978-7-5668-2299-4

Ⅰ.①护… Ⅱ.①李… Ⅲ.①护士—职业选择—研究 Ⅳ.①R192.6

中国版本图书馆 CIP 数据核字(2017)第 321599 号

护士职业成功感及职业生涯阶段特征理论
HUSHI ZHIYE CHENGGONGGAN JI ZHIYE SHENGYA JIEDUAN TEZHENG LILUN
著　者：李泽楷

出 版 人：徐义雄
策　　划：黄圣英
责任编辑：郑晓玲　雷晓琪
责任校对：周海燕
责任印制：汤慧君　周一丹

出版发行：暨南大学出版社（510630）
电　　话：总编室（8620）85221601
营销部（8620）85225284　85228291　85228292（邮购）
传　　真：（8620）85221583（办公室）　85223774（营销部）
网　　址：http://www.jnupress.com
排　　版：广州市天河星辰文化发展部照排中心
印　　刷：广州家联印刷有限公司
开　　本：787mm×960mm　1/16
印　　张：11.75
字　　数：142 千
版　　次：2017 年 12 月第 1 版
印　　次：2017 年 12 月第 1 次
定　　价：46.00 元

目　录

绪 论

一、研究背景

1949 年，中华人民共和国成立。为了满足经济建设对中等护理人才的需求，1950 年的第一届全国卫生工作会议决定，将护理教育列入中等专业教育范围，招收初中毕业生就读，并停止高等护理教育。1953 年，北京协和高等护理专科学校最后一批学生毕业，宣布高等护理教育停止办学。1983 年，天津医学院开始招收护理学专业本科生，高等护理教育复办。近年来，随着经济的发展和科技的进步、人群对医疗服务需求的增长以及国际护理教育发展的影响，我国高等护理教育迅速发展，办学规模不断扩大。与此同时，高等护理教育的办学层次也不断提高，1992 年，北京医科大学招收护理专业硕士研究生，开启我国护理学研究生教育；2004 年，中山大学（原中山医科大学）、第二军医大学招收护理学博士生，我国的高等护理教育层次体系日臻完善。①

护士队伍作为医疗保健体系的重要力量之一，能否充分发挥其才智和力量直接影响到卫生服务的质量。护士编制、护士工作现状、护士人力资源及其护理管理等，都是在总体上影响护理队

① 姜安丽，段志光．护理教育学［M］．4 版．北京：人民卫生出版社，2017.

伍稳定及卫生服务质量、在个体上影响护士个人职业生涯发展的重要问题。对这些问题的探索为护士职业生涯研究做了准备，也使护士的职业生涯发展问题引起越来越多的关注。

基于现有网络支持和数据库资源检索结果显示，国外有关护士职业生涯的研究可见于20世纪70年代末期①的文献报道，研究领域涵盖了护士职业生涯发展的理论研究、护理管理者的职业生涯发展研究、不同专科和教育背景的护士职业生涯研究、护士生涯发展研究等。我国护士职业生涯研究始于21世纪初期②，起步较晚，总体上处于理论评介及在相关理论指导下进行初步探讨阶段。

20世纪80年代高等护理教育复办以后的15年间，我国本科护理教育办学规模较小，至1999年，随着高等教育的扩招，护理教育的办学规模迅速发展，办学层次不断提高并日趋完善。为了了解高等护理教育复办以来中专、大专、本科护士的职业生涯发展情况，探索有利于护理人才职业发展的管理和教育的途径，本研究以三级甲等医院（简称“三甲医院”）的护士为研究对象，系统地研究护士的职业生涯发展：对护士的基本职业现状进行调查分析，在此基础上，运用质性研究方法，探索对护士入职1～22年的职业生涯发展产生深层次影响的因素，为在职护士的职业生涯规划、管理和护理职业生涯教育的策略和途径提供理论依据。其意义在于：

---

① National league for nursing, division of research [J]. Summary report on American nurse career-pattern study: baccalaureate degree nurses ten years after graduation. Journal of advanced nursing, 1979, 4 (6): pp. 687-692.

② 毛世芳，李继平. 护士职业生涯规划管理探讨 [J]. 中国护理管理，2004，4（4）：40-41.

（1）发展护士职业生涯理论，为进一步研究不同层次、背景的护士的职业生涯发展问题提供理论和研究方法参考；

（2）为护士自身的职业生涯规划提供理论依据；

（3）为主管部门的护士职业生涯规划管理提供理论依据和策略；

（4）为护理职业生涯教育的开展提供理论依据。

二、研究目的

（1）描述护士职业生涯发展的基本情况；

（2）分析护士职业成功感的现状、特点及其影响因素；

（3）探索影响护士职业成功感的深层次原因。

三、研究内容

（1）描述护士职业生涯发展的现状：设计护士职业生涯发展问卷调查表，实施对护士职业生涯发展现状的调查和分析，归纳护士职业成功感的现状、特点及影响因素。

（2）分析影响护士职业成功感的深层次原因：设计护士职业生涯体验访谈提纲，实施对护士职业生涯体验的深度访谈及分析；归纳影响护士职业生涯发展的深层原因，总结护士职业生涯发展的阶段性及其特征；分析护理专业学生职业生涯教育的必要性及其实施方法。

四、核心概念的定义

（一）职业

职业包括两个基本的内容，一是行为过程，二是这个过程与个人从事的工作有关，是“跨越个人一生的相关工作经历模式”，是“一个人的工作经历进展过程”。①

（二）生涯

从职业发展的过程来看，生涯是“在个人的一生中，由于心理、社会、经济、生理及机遇等因素相互作用所造成的工作、职业的发展变化”②。“它统合了人的一生中的各种职业和生活角色，由此表现出个人独特的自我发展形态，是生活中各种事件的演进方向和历程。”③ 简言之，生涯是一个人所有的教育背景、工作情况甚至家庭、个人生活角色及各种经验的整合。④

（三）职业生涯

职业生涯是个体进入职业、获得职业能力、培养职业兴趣、职业选择到最后退出职业劳动的完整职业发展过程，是个体在其一生中所承担（以专业发展过程为主）的工作的相继历程。⑤

（四）护士职业生涯

护士职业生涯是护理人员在所从事的护理专业领域内工作的

---

① 耶胡迪·巴鲁．职业生涯管理教程［M］．陈涛，孙涛，译．北京：经济管理出版社，2011.

② 程基伟．高校职业生涯发展咨询理论与实务［M］．北京：高等教育出版社，2008.

③ 沈知非．生涯心理辅导［M］．上海：上海教育出版社，2004.

④ 张小凤．一辈子的事——生涯规划与潜能开发［M］．台北：自立晚报社，1989.

⑤ 张再生．职业生涯开发与管理［M］．天津：南开大学出版社，2003；窦胜功，卢记华，戴春风．人力资源管理与开发［M］．4 版．北京：清华大学出版社，2016.

相继历程。①

（五）职业成功感

职业成功感是指个体在工作相继历程中逐渐积累和获得的积极的心理感受以及与工作相关的成就。②

（六）护士

指经过国家/省的入学资格统一考试，接受并完成全日制护理教育，获得相应的（中专、大专、本科）毕业证、学位证，在护理领域工作的国家注册护士。

（七）体验

指个体用自己的生命来验证事实、感悟生命、留下印象，它使个体感到真实、现实，并在大脑记忆中留下深刻印象，个体可以随时回想起曾经亲身感受过的生命历程，也因此对未来有所预感。

---

① 代燕，李继平．职业生涯规划的理论基础［J］．中国护理管理，2008，8（1）：78－79.

② JUDGE T A，CABLE D M，BOUDREAU J W，BRETZ R D J. An empirical investigation of the predictors of executive career success［J］．Personnel psychology，1995（48）：pp. 485－519.

第一章 研究现状

本章从国内外关于护士职业生涯的研究和国内外关于职业成功感的研究两大方面进行文献回顾。

第一节 国内外护士职业生涯研究现状

一、国外关于护士职业生涯的研究

基于目前拥有的网络支持条件及数据库资源进行文献检索，结果显示，国际上有关护士职业生涯的研究报道始于20世纪70年代末期的美国。从发表的成果来看，对护士职业生涯问题的研究角度主要集中在工作满意度与职业发展的关系、在职培训及继续教育与职业发展的关系、不同护士群体的职业生涯发展等方面。

（一）护士职业生涯发展的理论探索

为了促进护理事业的发展，稳定护理人才队伍，提高护理服务的质量，护理界结合护理学科领域的理论，引入人力资源管理的职业生涯理论，从职业生涯发展的角度，对护士的职业稳定和发展进行不断的理论探索。

在护士职业生涯研究中，相关理论的引介和基本概念的界定是十分重要的问题。早在 1982 年，Smith M. M. 引用了 Lysaught 的观点，指出护理是这样的一个职业：它没有与其固有原因相关的特定职业路径，它最先把有需要的人引领至专业领域接受服务。她认为，为了更好地工作，并为患者提供更好的服务和使他们接受进一步的护理，护士应该把护理视为职业而不仅仅是一系列的工作而已。给予患者的服务、对护理专业领域的选择等，将有利于护士职业生涯的发展、完善护士职业生涯的规划，并使护士在此过程中感受护理职业的乐趣与挑战。① Mangan P. 指出，对职业的传统理解是：职业由全职的、不间断的服务构成。很多女性护士由于各种因素的限制，不能履行这种传统“职业”观念下的职业期望。为了解决现实中面对的新问题，必须重新对“职业”的含义进行思考并制定相应的政策。② 关于护理的“责任”问题，有学者提出，由于护理领域自身存在各种不同的职业生涯范式和风格，有必要通过有效措施增进护士个人及医院的双方责任。③ 而职业及专业的发展问题对护理的思想体系有诸多核心的信念和价值观深刻地影响着护理学科的专业存在及未来，这些信念和价值观主要包括对护士职业的不懈追求、护理实践的原则、护理学科的角色责任等。④

为了从职业生涯的角度探索护士职业生涯的特点，护理学者

---

① SMITH M M. Career development in nursing: an individual and professional responsibility [J]. Nursing outlook, 1982, 30 (2): pp. 128 – 131.

② MANGAN P. The collapse of the conventional career [J]. Nursing times, 1994, 90 (16): pp. 29 – 31.

③ GARDNER D L. Career commitment in nursing [J]. Journal of professional nursing, 1992, 8 (3): pp. 155 – 160.

④ GAVIN J N. Nursing ideology and the “generic career” [J]. Journal of advanced nursing, 1997, 26 (4): pp. 692 – 697.

还引进了人力资源管理领域的职业生涯诸理论。Potts L. E. 评介了职业生涯高原理论的基本概念及基本内容，指出职业生涯高原是在当前组织中获得垂直晋升的可能性很小的个体职业生涯阶段；提示护理人员、护理管理者以及医疗保健机构应高度关注工作人员的职业高原期，并指出应对这一问题的策略，其研究成果为护士提供检测其职业生涯发展需求的具体方法。[①] 根据职业生涯的阶段理论，Elliott M. A. 在分析职业生涯中期危机问题时指出，为了使个体顺利渡过职业生涯的中期危机阶段，对职业生涯的不同时期及人生的各个阶段加以清晰认识具有重要意义，并指出在从业过程中，护士和组织必须认清个人的需求以及引起职业中期危机的潜在因素，并借此形成和增强护士对职业生涯的自我管理能力。[②] Cavanagh S. J. 认为心理契约是雇主和雇员双方对责任与义务的不成文的主观约定并期望彼此公平相待。随着健康服务领域护理人才雇佣问题的不断增多，那种认为专业资格及工作能给雇员带来安全感和职业生涯发展的观点在不断发生变化，即旧的心理契约将让位于雇员与雇主所期待的关系——新的心理契约。在新的心理契约的作用下，双方关系不是靠法律的约束来维持，而是靠双方在信任的前提下，寻找彼此接受的共同点来实现。心理契约对个人及组织均具有重要的意义，机构管理者应该关注护士

① POTTS L E. The career plateau—the differential diagnosis: part Ⅱ [J]. Journal of post anesthesia nursing, 1990, 5 (4): pp. 286 - 290; POTTS L E. The career plateau—the differential diagnosis: part Ⅰ [J]. Journal of post anesthesia nursing, 1990, 5 (3): pp. 195 - 197; POTTS L E. The career plateau—the differential diagnosis: part Ⅲ [J]. Journal of post anesthesia nursing, 1991, 6 (1): pp. 56 - 62.

② ELLIOTT M A. Managing a mid-career crisis [J]. Nursing management, 1994, 25 (9): pp. 76 - 77, 80.

与组织机构（医院）之间的心理契约，促使基于护士个体与医院双方利益和价值的心理契约的形成。①

关于职业生涯理论在护理领域应用的意义及其实践，有护理学者也作了探索。Clark D. 及 Rodts M. F. 等指出，通过对职业生涯理论的学习，确定护士个人的职业生涯目标并增进个体专业能力，对护士个人的成长及其职业生涯发展具有十分重要的意义。② Reid J. 对护士职业生涯发展的路径内涵作进一步的探讨，指出护理领域特有的职业生涯含义及其要素构成，认为护士应该一步一步地进行职业生涯设计，成为管理自己生涯发展的主人。③ Donner G. J. 等认为，在医疗卫生保健体系内部各因素之间存在不平衡的情况下，面对来自社会以及护士自身对护理专业在理解上的差异，护士个人应该把握自己的职业生涯发展，而教育者及组织机构应该在促成护士职业生涯规划的过程中扮演重要的角色。④ Chang P. L. 等把护士的职业生涯过程分为四个阶段：探究阶段（exploration stage）、确立阶段（establishment stage）、维持阶段（maintenance stage）、下降阶段（disengagement stage）。护士在不

---

① CAVANAGH S J. A "new" psychological contract for nurses: some management implications [J]. Journal of nursing management, 1996, 4 (2): pp. 79 - 83.

② CLARK D. Throw the crutches away: your career depends on it! [J]. Orthopaedic nursing, 1996, 15 (5): pp. 9 - 11; RODTS M F, LAMB K V. Transforming your professional self: encouraging lifelong personal and professional growth [J]. Orthopaedic nursing, 2008, 27 (2): pp. 125 - 132.

③ REID J. Designing a career pathway [J]. The British journal of theatre nursing, 1999, 9 (10): pp. 441, 444 - 448.

④ DONNER G J, WHEELER M M. Career planning and development for nurses: the time has come [J]. International nursing review, 2001, 48 (2): pp. 79 - 85.

同的职业生涯阶段具有不同的职业需求。从而为护士职业生涯规划实践和理论发展作了有益的探索。①

（二）护理管理者的职业生涯发展研究

对护理管理者职业生涯的研究可归纳为两大方面：

第一方面，护理管理者作为管理者角色的职业生涯发展研究。1984 年，Collins S. K. 采用分层随机抽样的方法对全国中、高层护理管理者的职业情况进行调查并指出：在护理管理领域中，必须加强并增进女性管理者的职业生涯发展问题的研究。② 此后，不同的学者对不同的护理管理者群体进行了探索。澳大利亚学者 Johnstone P. L. 对从事全科保健服务领域的护理管理者进行调查，认为影响其职业发展的主要积极因素包括团队合作能力、正确的决策、既往的成绩、个人的技术和能力等；妨碍其发展的主要因素包括行政任命相关的政策因素、管理职位的有限性、保健机构内的不稳定性因素等，这些结论为拓展护理管理者职业发展领域提供了思路。③ Larson O. M. 以拥有学士学位、在中层管理岗位工作的全职护士作为研究对象，对分别毕业于美国西部 30 所护理院校的 37 名中层护理管理者进行调查，寻求中层护理管理者追求更高一级职务的职业愿望及其影响因素，结果表明：大多数中层护

---

① CHANG P L，CHOU Y C，CHENG F C. Designing career development programs through understanding of nurses' career needs [J]. Journal for nurses in staff development，2006，22（5）：pp. 246 – 253.

② COLLINS S K. A comparison of top and middle level women administrators in social work，nursing，and education：career supports and barriers [J]. Administration in social work，1984，8（2）：pp. 25 – 34.

③ JOHNSTONE P L. Why not a nurse as a general health service executive? Influences and constraints on the change to a generalist career by nurse managers [J]. Australian health review，1993，16（4）：pp. 430 – 445.

理管理者既不把目前的职位视为向更高职务升迁的台阶（占56.76%），也不对更高一级的职务心存期望（占62.16%），而这种职业期望的缺失主要源于对家庭的责任感，她们并不认为工作能力的不足或职业满意度的低下是影响其升迁期望的原因。但是，一旦高职位的薪酬更高，则职务晋升意愿会增强，并可以将当前的职位作为晋升的台阶（$P<0.05$）。① Koerner J. G. 对终生就职于同一个地方的护理管理者的职业生涯及领导经验加以研究，表明这种职业生涯路径的机遇与挑战并存，这种路径使个人及他人的能力发展的意义得到肯定。② 卫生保健机构的角色、结构及期望不断发生变化，从事临床护理工作及护理管理的人员既不能回避职业的挑战和压力，又不可能期望雇主长期雇用的许诺，对于希望进入管理阶层的护理人员而言，其职业调整存在诸多困难。Knox S. 在其论述中认为，在这种情形下，做好长期的职业生涯发展策略至关重要。③ 为了了解农村小型医院一线护理管理者的职业生涯状况，Johnson M. 等对农村小型医院一线护理管理者的职业生涯现状进行研究。结果表明，与具有博士学位教育背景的护士相比，除了年龄以及教育背景的差异，两者在职业成功感发展上的个性特征非常相似，两组人员均认为在职业成功感中，自身是最主要的原因。这一研究结果显示，在医疗保健制度改革过程

---

① LARSON O M. Career aspirations to higher leadership positions of nurse faculty middle managers [J]. Journal of professional nursing, 1994, 10 (3): pp. 147 -153.

② KOERNER J G. The power of place: career transformation through stability [J]. Nursing administration quarterly, 1995, 19 (4): pp. 44 -53.

③ KNOX S. Career transitions of the nurse executive [J]. Nursing administration quarterly, 1995, 19 (4): pp. 62 -70.

中，农村医院及护士个人在面对不稳定的外界环境时应采取促进职业发展的策略。① 20 世纪 90 年代后期，开始有护理学者应用质性研究方法进行护理管理者职业生涯的研究。Murray B. P. 等通过访谈法和调查法收集资料，分析不同护理人群视角下护理行政管理者的领导风格。研究表明，典型的护理行政管理者是已婚的中年女性，拥有硕士学位和丰富的临床经验。在护理管理者自身看来，护理行政管理者的领导风格更倾向于“任务动机型”而不是“关系动机型”，这种观点与在职的护士同行的观点一致，但是前者对护理行政管理者领导技能的评价高于后者。②

第二方面，护理管理者作为业务指导者角色的职业生涯发展研究。1995 年，Angelini D. J. 运用扎根理论法，描述了护士指导者的职业生涯发展模式及策略，把护士指导者的职业生涯发展归纳为过程模式和结构模式两种。过程模式具有可在组织中产生积极的相互影响、建立职业生涯的关系、简化职业生涯的各个过渡阶段这三种独立的职业生涯发展的效果。结构模式强调对人、环境、事件的关注，指导者能向护士提供关键性的指导策略。③ Donner G. J. 等指出，传统的观点认为职业指导工作是护理管理者的重要工作内容之一，在充满压力的卫生保健环境下，护理管

① JOHNSON M，ANDERSON M A，HELMS L B，et al. First-line nurse managers in rural hospitals：perceptions of career success［J］. Nursing administration quarterly，1995，19（4）：pp. 1 – 10.

② MURRAY B P，FOSBINDER D，PARSONS R J，et al. Nurse executives' leadership roles［J］. The journal of nursing administration，1998，28（6）：pp. 17 – 24.

③ ANGELINI D J. Mentoring in the career development of hospital staff nurses：models and strategies［J］. Journal of professional nursing，1995，11（2）：pp. 89 – 97.

理者的职业指导功能角色较之以前更显重要。① 卫生保健机构需要雇用的是有丰富专业知识、忠于职守、富于胜任力、目标明确而且具有灵活性的护士。所以 Umiker W. 提出，必须为护理管理者提供相关的职业生涯发展的培养机会，否则护理管理就不能满足对具备新的领导风格管理人才的雇用要求，同时，作者向护士指导者提供了职业生涯发展项目介绍及其应用的方法。② Donnelly G. 等从护士职业发展督导的角度，运用 Benner's Model 对护士职业发展的不同阶段加以研究，以促进护士的专业成长及护理质量的提高。③ 英国学者 Woolnough H. M. 等运用质性方法对英国健康服务体系中精神健康工作护士指导者的职业生涯发展及其项目指导体验进行研究。指导者的职业生涯体验主要包括：对指导者角色的理解不断加深、进一步认识精神健康工作女护士的职业发展障碍、增进对护理人员与患者关系的理解、增强专业荣誉感、提高网络工作能力、对组织结构问题有新的看法、个人乐趣及其实现、愿意执行组织结构所做的变更。同时，所有受访者表示，他们将考虑继续当指导者。研究显示对指导者进行训练具有重要的价值。作者提出，在英国国民保健署代理人变更阶段，这些受过

---

① DONNER G J, WHEELER M M, WADDELL J. The nurse manager as career coach [J]. The journal of nursing administration, 1997, 27 (12): pp. 14 – 18.

② UMIKER W. Staff career development programs: the role of supervisors [J]. The health care supervisor, 1998, 17 (1): pp. 12 – 16.

③ DONNELLY G, BROOKS P. Developmental supervision for nurses [J]. Canadian journal of nursing leadership, 2001, 14 (3): pp. 8 – 14.

训练的指导者将在领域中起非常重要的作用。[1]

（三）护士职业生涯发展研究

国外对护士职业生涯发展的研究主要包括：不同专科、层次、教育背景等的护士职业生涯研究，在职教育/培训项目等对护士职业生涯发展的影响，护士职业生涯的管理。

第一，不同护士群体职业生涯发展研究：从不同的角度、采用不同的研究方法，对各种护士群体进行职业生涯发展的研究。

早在1986年，Zimmerman L. 等报道了其研究成果：个性特征是导致其职业成功感的首要因素，教育背景的影响作用位居第二，其他的因素包括来自教师、同行及管理者、专业指导者的影响。[2] Shindul-Rothschild J. 运用随机抽样方法，通过问卷调查收集资料，沿用了生命周期理论对马萨诸塞州不同年龄阶段的助理护士在不同职业生涯阶段的职业期望进行研究。结论指出，护理专业领域必须认识到护士个体期望的多样性并通过有目的的培训、有效的政策等为不同生命周期及职业阶段的护士提供各种机会，稳定护士职业队伍。[3] 加拿大学者 Hartrick G. A. 等指出，由于不同于过往护理工作的本质与期望，护士的职业体验发生了深刻的变化。当这些变化足以导致护士忧虑时，那么，护士对护理以及

---

① WOOLNOUGH H M, DAVIDSON M J, FIELDEN S L. The experiences of mentors on a career development and mentoring programme for female mental health nurses in the UK National Health Service [J]. Health services management research, 2006, 19 (3): pp. 186 - 196.

② ZIMMERMAN L, YEAWORTH R. Factors influencing career success in nursing [J]. Research in nursing & health, 1986, 9 (2): pp. 179 - 185.

③ SHINDUL-ROTHSCHILD J. Life-cycle influences on staff nurse career expectations [J]. Nursing management, 1995, 26 (6): pp. 41 - 42, 44.

护理在卫生保健中的作用的看法就会发生改变。作者以心理学及批评社会学理论为依据，运用 Freier's 的释放性学习模式，开设了由四个研讨会组成的系列项目，探讨护士的职业生涯规划问题。研究表明，该项目对参与者的职业生涯规划能力有影响，参与者体会到，学习对自己的职业生涯发展具有改建能力。同时，作者进一步讨论了护士职业生涯规划的应用问题。① Hallin K. 等则通过质性研究，探讨注册护士对工作与专业发展的认知情况。研究者以毕业后具有六年职业经验的注册护士为对象进行深入访谈，并通过解释性内容分析法对资料进行分析，表明护士对自己职业的看法有两种：一份既合适又具有专业性的职业；一份既拥有机会又存在障碍的职业。由此，作者认为，对教育者和雇主来讲，保持注册护士的职业满意极其重要。雇主有必要在提供与患者接触、激发动机、支持其职业生涯发展等方面为注册护士提供优先选择权，作者还认为有必要对护士职业发展过程中如何处理机会与障碍的问题作进一步研究。②

21 世纪以来，护士职业生涯的研究方法有了新的发展，其主要表现为在护士职业生涯研究中质性研究方法的运用、质性研究方法与量性研究方法相结合的取向、测量工具的研制与检验等。Vuorinen R. 等以芬兰大学附属医院的护士为对象，运用质性研究方法进行研究，探讨在护士职业生涯发展问题上，同辈评价的潜

---

① HARTRICK G A，LINDSEY A E，HOSKINS M. Transforming our vision：emancipatory career planning for nurses [J]. Canadian journal of nursing administration，1996，9 (4)：pp. 87－106.

② HALLIN K，DANIELSON E. Registered nurses' perceptions of their work and professional development [J]. Journal of advanced nursing，2008，61 (1)：pp. 62－70.

在意义，同时分析在引介护士职业生涯发展项目后对同辈评价的影响。研究表明，自我评价是进行同辈评价的基础；同辈评价使护士能给予或接受专业及个人的支持以促进职业的发展；专业支持为护士的职业变换行为提供了可能；个人支持要求对同辈的平等地位及个性予以尊重；个别化同辈支持可以减少来自工作的不确定感和不安全感。作者认为，同辈评价是在职护士与同辈进行合作性学习以促进其职业发展的一种方法。① Carryer J. 指出，新西兰护理界在 20 世纪 70 年代引介了护士的临床职业生涯发展路径（Clinical Career Pathways，CCPs）；20 世纪 80 年代末期，该路径在新西兰得以确立。CCPs 的推行带来了褒贬不一的评价。有的护士对此持否定观点，认为 CCPs 雇主给她们增加了额外而不必要的要求，有的护士则认为 CCPs 对职业发展是有价值的。为此，作者研制了用以测量护士和助产士对临床职业生涯路径的知识和态度的工具——“临床职业生涯路径测量工具”并对其加以应用。② 由于对 20 世纪 70 年代至 80 年代大学毕业并取得英国学术机构资格认可的护士存在争议，Ring N. 在文献分析的基础上，运用质性研究的方法，从个人发展的视角，对英国 1970 年至 1989 年取得资格的大学毕业护士职业生涯发展趋势进行研究，结果显示，大多数护士留在临床科室尤其是社区及重症监护领域从事护理工作。影响护士职业生涯发展的四个主要因素为：成为临

① VUORINEN R，TARKKA M T，MERETOJA R. Peer evaluation in nurses' professional development：a pilot study to investigate the issues ［J］. Journal of clinical nursing，2000，9（2）：pp. 273－281.

② CARRYER J，BUDGE C，RUSSELL A. Measuring perceptions of the clinical career pathway in a New Zealand hospital ［J］. Nursing praxis in New Zealand Inc.，2002，18（3）：pp. 18－29.

床护士的愿望、组织的结构及系统的影响、女性因素、意外因素引起的生涯变化。所以，大学毕业护士实践其职业生涯期望及发展其职业生涯的能力受到诸多因素的影响，而不完全由其早期获得的知识所决定。① 护理队伍人才的短缺迫使英国有关部门把雇佣目光转向了曾离开护理专业领域的护士。为了了解这些护士中断护理职业生涯后重返护理岗位的原因及其重返岗位后的体会，Durand M. A. 等分别对已经重返护理岗位和未重返护理岗位的两组护士进行质性访谈。分析发现，护士重返岗位的主要原因一是个体的生活环境条件允许其重返岗位，二是个体具有对工作的需求，三是个体能处理好工作与家庭之间的时间安排；未重返护理岗位的原因主要是需要照料小孩。重返护理岗位时，护士优先考虑的是薪酬的增加及其在职业队伍中能得到尊重。该研究结果为制定吸引护士重返护理队伍的策略及途径提供了参考。② 对在英国国民保健署体系中工作的护士的职业生涯相关问题的问卷调查、个案分析、质性研究等对以下几方面有所揭示：教育对专业能力及职业生涯发展的影响作用、女性就业机会的不平等、造成护士离职的诸因素、护理工作的职业体验特征等，显示了从护理管理的

---

① RING N. A personal and historical investigation of the career trends of UK graduate nurses qualifying between 1970 and 1989 [J]. Journal of advanced nursing, 2002, 40 (2): pp. 199 – 209.

② DURAND M A, RANDHAWA G. Nurses' views about returning to practice after a career break [J]. British journal of nursing, 2002, 11 (7): pp. 477 – 485.

角度探索稳定护理队伍、关注护士职业生涯发展问题的重要性。①

从教育背景的角度，也有学者分别对专科生、本科生、硕士研究生、博士研究生等的职业发展相关问题进行探索。Pelletier D. 等调查了40名大学毕业的注册护士，对其教育背景及临床实践表现和职业生涯路径进行研究，表明前期教育对其工作表现和职业发展的积极影响因素包括：工作满意度、自尊、专业思维以及工作的转换，同时也与某些专业行为如进行专业指导工作、研究工作、论文的撰写等有关；消极因素占少数，主要与职业的社会地位的变化及压力水平增高有关。② 以色列的 Notzer N. 等从教育背景、职业发展、职业满意度等方面对86名大学毕业的本科护士（university graduate）和114名学院毕业的本科护士（college graduate）的职业生涯发展情况加以比较，结果表明，两组毕业生的职业生涯发展没有差别；学院组学术成就较低；学士学位教育

---

① LAURENSON S. Changing roles of nurses in Scotland: a survey of developing clinical roles within NHS trusts in Scotland [J]. Health Bulletin, 1997, 55 (5): pp. 331 - 337; LANE N. Sources of career disadvantage in nursing: a study of NHS Wales. journal of management in medicine [J], 1999, 13 (6): pp. 373 - 389; BAMFORD D, HALL C. A case study into labour turnover within an NHS trust [J]. Health services management research, 2007, 20 (1): pp. 9 - 21; WRAY J, STIMPSON A, WATSON R. Employment experiences of older nurses and midwives in the NHS [J]. Nursing standard, 2007, 22 (9): pp. 35 - 40.

② PELLETIER D, DUFFIELD C, GALLAGHER R, et al. The effects of graduate nurse education on clinical practice and career paths: a pilot study [J]. Nurse education today, 1994, 14 (4): pp. 314 - 321.

对两组的职业生涯发展均具有促进作用。① 为了了解通过不同形式培养的护理研究生对学生、雇主及给患者带来的帮助及其对临床实践的影响，澳大利亚学者 Pelletier D. 等对悉尼大学的护理研究生毕业生开展了长达十年的研究，该研究每隔两年即对毕业生的职业生涯、专业行为的变化、研究生教育背景对实施护理的影响进行调查，结果表明，研究生教育背景对其职业行为及发展有巨大的积极影响作用。② Lash A. A. 对护理学博士达成职业目标的决定因素进行的研究也显示，相关的教育背景及博士教育前的工作经验是护理学博士达成其职业目标的两大决定因素。③ 英国学者 Barriball K. L. 的文献回顾表明，注册护士的继续教育需求方面缺少基于工作分析的实证研究，继续教育对护士的知识增长、态度、技能、工作满意度及护理队伍稳定、护士职业生涯发展的影响同样缺乏实证研究，由此作者认为，为了有利于患者、护士本身的发展以及服务质量的提高，必须致力于这方面的研究。④ 以上文献提示了良好的专业教育背景对护士职业生涯发展具有积极的作用。

---

① NOTZER N，RIBAK J，ABRAMOVITZ R，et al. The impact of bachelor degree completion programs on career development of nurses in Israel［J］. International journal of nursing studies，2004，41（7）：pp. 713 –719.

② PELLETIER D，DONOGHUE J，DUFFIELD C. Australian nurses' perception of the impact of their postgraduate studies on their patient care activities［J］. Nurse education today，2003，23（6）：pp. 434 –442.

③ LASH A A. Determinants of career attainments of doctorates in nursing［J］. Nursing research，1992，41（4）：pp. 216 –222.

④ BARRIBALL K L，WHILE A E，NORMAN I J. Continuing professional education for qualified nurses：a review of the literature［J］. Journal of advanced nursing，1992，17（9）：pp. 1129 –1140.

性别视角的护理领域相关研究也颇受关注。来自美国、荷兰、英国、中国台湾等不同国家或地区的学者先后分别通过调查问卷法、质性研究法等探讨了中年女护士的工作范式、男女护士的职业发展问题比较、男护士从事护理职业的重要性及其生涯发展、作为传统的女性职业的护理工作选择等问题，为不同性别护士的职业生涯规划与管理提供了理论依据。① Lou J. H. 等探索男护士职业生涯发展的影响因素，结果发现专业授权在情绪劳动对男护士职业发展的影响中起中介作用，专业授权和情绪劳动解释男护

① NOLAN J W. Work patterns of midlife female nurses [J]. Nursing research, 1985, 34 (3): pp. 150 - 154; DASSEN T W, NIJHUIS F J, PHILIPSEN H. Male and female nurses in intensive-care wards in the Netherlands [J]. Journal of advanced nursing, 1990, 15 (4): pp. 387 - 393; GALBRAITH M. Attracting men to nursing: what will they find important in their career? [J]. The journal of nursing education, 1991, 30 (4): pp. 182 - 186; RATCLIFFE P. Gender differences in career progress in nursing: towards a non-essentialist structural theory [J]. Journal of advanced nursing, 1996, 23 (2): pp. 389 - 395; MARSLAND L, ROBINSON S, MURRELLS T. Pursuing a career in nursing: differences between men and women qualifying as registered general nurses [J]. Journal of nursing management, 1996, 4 (4): pp. 231 - 241; MAGNUSSEN L. Women's choices: an historical perspective of nursing as a career choice [J]. Journal of professional nursing, 1998, 14 (3): pp. 175 - 183; RATCLIFFE P. Geographical mobility, children and career progress in British professional nursing [J]. Journal of advanced nursing, 1999, 30 (3): pp. 758 - 768; YANG C I, GAU M L, SHIAU S J, et al. Professional career development for male nurses [J]. Journal of advanced nursing, 2004, 48 (6): pp. 642 - 650; TRACEY C, NICHOLL H. The multifaceted influence of gender in career progress in nursing [J]. Journal of nursing management, 2007, 15 (7): pp. 677 - 682.

士职业生涯发展75%的变异。① 有研究结果与之相似，认为专业授权及社会支持与男护士的职业发展呈正相关关系，专业授权、社会支持、工资、单位类型等是男护士职业生涯发展的影响因素，共解释55.9%的变异。② 有学者分别对不同专科的护士群体（如急诊护士、手术室护士、神经科护士、眼科护士、戒毒所护士、糖尿病专科护士等）的职业相关问题作了探讨，揭示了对护士职业生涯问题的研究在方向上向具体专业群体发展、针对性不断增强的趋势。③

第二，在职教育培训及管理对护士职业生涯发展的影响研究。关于在职护士教育培训与职业生涯关系问题的研究主要集中在两

---

① LOU J H, YU H Y, CHEN S H. Factors affecting the career development of male nurses: a structural equation model [J]. Journal of advanced nursing, 2010, 66 (4): pp. 900 –910.

② CHEN S H, FU C M, LI R H, et al. Relationships among social support, professional empowerment and nursing career development of male nurses: a cross-sectional analysis [J]. Western journal of nursing research, 2012, 34 (7): pp. 862 –882.

③ SMITH C. Career developments in accident and emergency nursing [J]. British journal of nursing, 1994, 3 (7): pp. 362 – 365; KALIDEEN D. Why nurses choose theatre nursing [J]. The British journal of theatre nursing, 1994, 3 (10): pp. 16 – 25; JÄRVI M, UUSITALO T. Job rotation in nursing: a study of job rotation among nursing personnel from the literature and via a questionnaire [J]. Journal of nursing management, 2004, 12 (5): pp. 337 –347; CLANCY C, OYEFESO A, GHODSE H. Role development and career stages in addiction nursing: an exploratory study [J]. Journal of advanced nursing, 2007, 57 (2): pp. 161 – 171; DAVIS R, TURNER E, HICKS D, et al. Developing an integrated career and competency framework for diabetes nursing [J]. Journal of clinical nursing, 2008, 17 (2): pp. 168 – 174.

大方面：一是通过教育培训加强护理人才队伍职业生涯的稳定性；二是通过在职学习促进职业生涯的发展。Fisher J. A. 等介绍了运用“支持小组”方法后护士毕业生第一年工作的在职情况，指出护士工作的第一年对其生涯发展具有重要性，并提供了留住护理人才的“支持小组”策略。① Monarch K. 也推荐了几所大学附属医院的护理管理者在防止人才流失中所积累的经验，并展示了职业进阶项目实施两年后，对护士的招员及留任的积极效果。② Murray M. 和 Lynn M. R. 等先后所做的全国性调查和局部调查也表明，建立和实施“职业进阶”促进了护理队伍的职业稳定。③加拿大学者 Donner G. J. 等运用项目干预，对职业生涯中期护士的流失问题加以研究。该研究通过留任策略项目的实施及两年的跟踪发现，该项目措施对促进职业生涯中期护士的职业稳定有积极的作用。作者建议运用该项目满足职业生涯中期护士的个人及其专业发展的需求，从而促进职业队伍的稳定。④ Cody M. 等则把问卷调查法与质性研究相结合，以南加利福尼亚州的护士为对

---

① FISHER J A, CONNELLY C D. Retaining graduate nurses: a staff development challenge [J]. Journal of nursing staff development, 1989, 5 (1): pp. 6 -10.

② MONARCH K. From theory to practice: a career ladder that works [J]. Journal of nursing staff development, 1994, 10 (4): pp. 202 -206.

③ MURRAY M. Where are career ladders going in the 90s? [J]. Nursing management, 1993, 24 (6): pp. 46 -48; LYNN M R, REDMAN R W. Staff nurses and their solutions to the nursing shortage [J]. Western journal of nursing research, 2006, 28 (6): pp. 678 -693.

④ DONNER G J, WHEELER M M. Discovery path: a retention strategy for mid-career nurses [J]. Canadian journal of nursing leadership, 2001, 14 (1): pp. 27 -31.

象，运用职业生涯流动项目培训护士的技能，探讨该项目对护士的留任及其满意度的影响。经过三年的研究，得出结论：对得益于该职业生涯流动项目的护士来说，该项目具有潜在的挽留作用；该项目是一个有价值的生涯管理策略。① Sigurdsson H. O. 则以冰岛雷基亚比克大学的护理专业学生及其附属医院的护士为对象，运用职业生涯发展项目进行教育培训，通过问卷调查法及焦点团体法收集资料，探索项目干预对稳定护理人才职业队伍的影响，表明该项目是挽留护理人才的有效策略。②

国外在探索促进护士职业生涯发展方面，也有相应的研究成果。来自美国、英国的学者分别介绍了局部地区或部门实施职业生涯项目的经验，这些尝试包括：对职业生涯的计划、完善和评价，重构护士的临床生涯阶梯，职业生涯发展路径的实施等。③有学者运用比较研究方法探讨护士职业生涯发展问题。Witzburg R. A. 等对 1974 年至 1983 年间分别接受过社区护理培养和传统护理培养的两组护士的职业生涯发展、目标及实践范式进行调查比较，发现两组护士的职业满意度相当；但 68% 的社区护理培养组护士在护理领域中高需求的岗位工作，高于传统护理培养组的护

---

① CODY M, CRUISE M J, LEE J L, et al. A career mobility program for skilled nursing facilities [J]. Nursing connections, 1990, 3 (3): pp. 55 –63.

② SIGURDSSON H O. Career development programs at landspítali university hospital [J]. Nursing leadership forum, 2003, 8 (1): pp. 40 –44.

③ BEELER J L, YOUNG P A, DULL S M. Professional development framework: pathway to the future [J]. Journal of nursing staff development, 1990, 6 (6): pp. 296 –301; GUERRERO J H, HANSEN M L. Career ladder program [J]. Journal of continuing education in nursing, 1993, 24 (1): pp. 32 –36; BURGESS J. Introducing a career development pathway [J]. Nursing times, 2002, 98 (41): pp. 38 –40.

士（仅占37%），揭示了社区护理培养项目对护士的职业生涯选择及实践的积极影响。① 来自相关的干预研究也表明：职业生涯规划及实施、职业生涯结构的设计水平等促进护士的职业能力提高和生涯发展。② 以职业生涯发展阶段理论为依据，结合护士职业发展的特点，为不同职业生涯阶段护士的研究结果提供的理论依据主要包括：护士在不同职业生涯阶段有不同的职业需求；职业需求与生涯发展之间的矛盾影响了护理人才的忠诚度，引起人才流失。所以，作者认为医院管理者应该为护士提供职业生涯发展项目以满足护士职业生涯发展的需要，提高护士的忠诚度，减少人才流失，这对医院、对护士的发展都是有益的。③ 澳大利亚

---

① WITZBURG R A, NOBLE J. Career development among residents completing primary care and traditional residencies in medicine at the Boston City Hospital, 1974 – 1983 [J]. Journal of general internal medicine, 1988, 3 (1): pp. 48 – 53.

② THORNHILL S K. Hospital clinical career advancement programs: comparing perceptions of nurse participants and nonparticipants [J]. The health care supervisor, 1994, 13 (1): pp. 16 – 25; CRUICKSHANK J F, MACKAY R C, MATSUNO K, et al. Appraisal of the clinical competence of registered nurses in relation to their designated levels in the Western Australian nursing career structure [J]. International journal of nursing studies, 1994, 31 (3): pp. 217 – 230; HALL L M, WADDELL J, DONNER G, et al. Outcomes of a career planning and development program for registered nurses [J]. Nursing economic, 2004, 22 (5): pp. 231 – 238.

③ FALK N L. Mid-career opportunity for nurses: learning and growing through a health policy internship [J]. Policy, politics & nursing practice, 2005, 6 (1): pp. 55 – 59; CHANG P L, CHOU Y C, CHENG F C. Career needs, career development programmes, organizational commitment and turnover intention of nurses in Taiwan [J]. Journal of nursing management, 2007, 15 (8): pp. 801 – 810.

学者 Arbon P. 等则建立护士职业发展多重模型，用以测量和分析护士队伍的职业发展情况，对护士职业生涯测量作了探索。① 此外，也有少数学者从职业生涯管理的角度，介绍“生涯文档”的建立与使用，并尝试用“生涯文档”的方法帮助护士对其职业生涯发展过程实施管理，促进生涯管理的规范化。② 总之，对基于医院护理队伍的护士职业生涯发展促进项目研究的回顾表明：职业生涯发展的教育培训是必需的，值得个人、组织机构、教育者共同关注。③

第三，毕业生职业生涯发展的纵向研究。早在 1979 年，美国国家护理联盟研究部报道了一项研究结果。该研究部领导了一项研究，对护理专业毕业生在毕业后 1 年、5 年、10 年、15 年的职业发展情况进行了跟踪研究，该研究中，毕业生来自不同大学，

---

① ARBON P, BOWEN I, COOK P, et al. A multi-generational staff development model for registered nurses [J]. Journal of advanced nursing, 1993, 18 (1): pp. 144 – 149.

② TEASDALE K. Using a profile to develop a career plan [J]. Professional nurse, 1995, 11 (3): pp. 179 – 180; GLYNN P, ARNDT M, BEAL J, et al. The interconnectedness of nurses' lives: implications for nursing management [J]. The journal of nursing administration, 1996, 26 (5): pp. 36 – 42; BROOKS B A, Madda M. How to organize a professional portfolio for staff and career development [J]. Journal for nurses in staff development, 1999, 15 (1): pp. 5 – 10; TWADDELL J W, JOHNSON J L. A time for nursing portfolios: a tool for career development [J]. Advances in neonatal care, 2007, 7 (3): pp. 146 – 150; WILLIAMS M, JORDAN K. The nursing professional portfolio: a pathway to career development [J]. Journal for nurses in staff development, 2007, 23 (3): pp. 125 – 131.

③ STOREY S, CRIST L, NELIS D A, et al. Creation of a career enhancement program for a hospital-based education and development department [J]. Journal for nurses in staff development, 2007, 23 (2): pp. 55 – 61.

分别接受准学位、学士学位、证书课程、实践课程四种不同类型的护理教育，研究负责人 Lucille Knopf 在成果中对护理毕业生的职业发展范式、他们对保健领域人力资源的贡献以及影响护理生涯发展的因素作了总结和描述。① Montague S. E. 和 Herbert R. A. 对毕业于英国萨里大学人类生理学专业获得理学士学位，并在 1970 年至 1980 年间获得州登记护士资格的人员的职业生涯发展进行研究。结果表明，大多数人员选择并沿着护士职业的道路发展，毕业后 5 年内，大多数人员主要选择在医院和社区从事护理工作，有 62% 的护士参加了护理相关领域内的各种学习培训，9% ~31% 的毕业生在毕业后 5 年内受雇于非护理领域。② 对英国伦敦大学切尔西学院的 1981 年、1982 年、1983 年三届毕业生的研究表明，在护理学毕业生的职业发展及未来职业生涯规划方面，大多数毕业生在毕业后的 3 年内选择以护士作为职业，并首选在医院从事临床护理工作，多数人在此期间进一步加深对临床课程的学习；不论是否仍然在护理领域工作，毕业生们都对未来的职业发展有长期或短期的计划，大多数毕业生表示他们将长期留在护理领域工作。③ 有北爱尔兰的学者对毕业于乌尔斯特大学的 1975 年至 1980 年入职的护理学毕业生的职业生涯发展、职业期

---

① National league for nursing, division of research summary report on American nurse career-pattern study: baccalaureate degree nurses ten years after graduation [J] . Journal of advanced nursing, 1979, 4 (6): pp. 687 -692.

② MONTAGUE S E, HERBERT R A. Career paths of graduates of a degree-linked nursing course [J]. Journal of advanced nursing, 1982, 7 (4): pp. 359 -370.

③ HOWARD J M, BROOKING J I. The career paths of nursing graduates from Chelsea College, University of London [J]. International journal of nursing studies, 1987, 24 (3): pp. 181 -189.

望及其存在的问题加以调查，发现大多数毕业生希望把护士作为自己的终身职业，对具有大学水平的护理学毕业生的地位有积极的看法，但同时，部分毕业生有过受伤害甚至角色抵触经验。① Kemp J. 自 1981 年开始，对英国赫尔大学护理学毕业生非全职护理工作者的职业生涯体验进行研究，显示护士放弃全职工作的原因主要包括是否建立了稳定的雇佣关系、小孩抚养的影响、有限的发展空间以及个人发展需要占用的学习时间等。② Ingram C. 等对 1984 年至 1990 年之间毕业并分别具有三种教学设置项目的教育背景的护理学毕业生的职业生涯发展加以研究，结果显示：个人的教育背景及教育准备情况与雇佣选择有关，不同类型的教育设置确实导致了毕业生后续的职业选择的不同。③ 澳大利亚学者 Pelletier D. 等对拥有高级文凭的护理学毕业生毕业后第一个十年的跟踪研究表明，本科护理教育（较高的教育背景）对护士职业生涯具有影响，主要表现在对职业变动、生涯发展的五年规划上。④ 随后，Pelletier D. 等对澳大利亚护理学研究生毕业六年以

---

① REID N G，NELLIS P，BOORE J. Graduate nurses in Northern Ireland：their career paths，aspirations and problems [J]. International journal of nursing studies，1987，24（3）：pp. 215 – 225.

② KEMP J. Career paths revisited：the experiences of graduates in nursing who no longer work full-time [J]. Journal of advanced nursing，1994，20（2）：pp. 377 – 381.

③ INGRAM C，RIDEOUT E，WEIR R，et al. The impact of personal and situational variables on career patterns among nurses from three types of educational programs [J]. Journal of professional nursing，1994，10（5）：pp. 297 – 306.

④ PELLETIER D，DONOGHUE J，DUFFIELD C，et al. The impact of graduate education on the career paths of nurses [J]. The Australian journal of advanced nursing，1998，15（3）：pp. 23 – 30.

后的职业发展及人力资源特点加以跟踪，报道了他们的近期职业变动及其动机和期望、影响其职业变动及期望的因素，为预防护理人才的流失及人力资源管理计划提供了依据。① 英国学者 Park J. R. 等研究了诺丁汉大学 1994 年至 2000 年的护理学毕业生早期（毕业后 9 个月至 6 年）的护士职业生涯体验，表明大多数毕业生对自己的护士职业充满信心；其对护士职业发展优先考虑的因素主要包括增强责任感、职务升迁、专科护理、进一步的学习以及拥有各种必要的资格。② Rognstad M. K. 等分别在 1998 年、2001 年、2003 年三个时间点对 221 名护士进行调查，研究从学生时代到工作过程中职业期望及工作价值观的转变，发现学生在护理教育时期的职业志愿对真正的职业选择及工作价值观有影响：对于职业期望和工作价值观来说，原始的动机（诸如与他人的接触、帮助他人、工作安全感等）具有重要作用；占 92% 的受访者有进一步接受教育的期望。作者认为，在学生时期，学位课程是学生后续教育及发展的基础。③

纵观国外护士职业生涯发展的研究，研究对象已经涵盖了不同专科的护士群体、护理管理者、社区护士、离职护士人群；研

---

① PELLETIER D，DONOGHUE J，DUFFIELD C. Understanding the nursing workforce：a longitudinal study of Australian nurses six years after graduate study［J］. The Australian journal of advanced nursing，2005，23（1）：pp. 37 –43.

② PARK J R，CHAPPLE M，WHARRAD H，et al. Early nursing career experience for 1994 – 2000 graduates from the University of Nottingham［J］. Journal of nursing management，2007，15（4）：pp. 414 –423.

③ ROGNSTAD M K，AASLAND O. Change in career aspirations and job values from study time to working life［J］. Journal of nursing management，2007，15（4）：pp. 424 –432.

究的内容不断发展，从护士职业生涯理论的探讨到护士职业生涯管理的调查、护士职业生涯发展的干预研究等；研究方法从理论引介、经验总结、问卷调查到措施干预、对照研究，逐步运用质性研究并走向量性研究与质性研究方法的结合。护士职业生涯研究范畴不断扩大、研究问题走向纵深。但是，目前的研究成果也存在其局限性，主要表现在：关于护士职业生涯发展的研究缺乏从总体视域考虑的研究成果，局域性小样本研究较多，研究的问题较为零散，探究深度局限，同时缺少对研究问题的跟踪探索。因此，护士职业生涯发展的科学化、规范化管理缺乏系统的理论依据。在既往研究成果基础上开展护士职业生涯系统的大样本调查研究和深层影响因素研究显得十分必要。

在国外关于护士职业生涯发展的研究中，尽管对护理学毕业生的职业发展研究开展比较早，该方面的研究也未明显中断过，但是研究成果的数量与其他相关的研究相比较明显不足，并且缺乏对护理专业毕业生职业生涯发展进行系统研究的报道。

二、国内关于护士职业生涯的研究

（一）护士职业生涯规划管理的理论探讨

在目前可获得的文献中，我国护理领域关于职业生涯规划的研究始于2004年毛世芳和李继平对护士职业生涯规划管理的探讨。她们认为，护士职业生涯规划指的是医院人力资源主管部门和护理管理部门将护士个人发展与医院发展相结合，测定、分析、总结决定护士职业生涯的主客观因素，确定护士的职业目标，选择实现目标的岗位，并制订相应的工作、培训和教育方案，在工作中为护士提供增强其职业素质机会的人力资源管理方法。同时，对护士职业生涯规划的意义、必要性、程序和实施的过程加以分析，提出有效进行护士职业生涯规划管理的建议。① 此后，不断有护理研究者对护理从业人员的职业生涯管理进行研究和讨论。黄明和丁平英指出，护士职业生涯管理的影响因素包括社会地位、经济地位、社会舆论、择业价值观的影响等外部环境因素，还包括组织文化和组织态度、管理者的素质、管理机制等医院内部环境因素，并运用施恩的组织内部职业发展通道模型提出了护理人员职业生涯管理的方法。② 王娟和朱念琼引用萨伯、格林豪斯和施恩的职业生涯发展阶段理论，以及 Shindul 等根据年龄和工作年限长短而划分的护士职业生涯阶段性标准，结合我国护士的职业生涯情况，把护士职业生涯阶段划分为职业生涯早期阶段（从业 5～8 年，年龄 22～30 岁）、职业生涯中期阶段（从业 9～15 年，年龄 31～40 岁）、职业生涯后期阶段（从业 25 年以后，年龄 50 岁以上）三个阶段，并对不同阶段的特征、问题进行分析，认为我国护士职业生涯规划仍处于萌芽阶段，作为护士职业生涯发展重要资源的护理管理者，不仅仅是一个提供短期帮助的人，而且应该是一个擅长护理行政管理的人、一个人力资源管理的专家。但是实际上却由于忽视对护理管理者职业生涯辅导意识和能力的培养而使之缺乏对护士职业生涯规划进行管理的能力，并从护理管理的角度提出医院管理机构必须重视护理管理者在职业生涯规划管理中的价值，加强对护理管理者的职业生涯辅导，创造良好的氛围，设立职业发展俱乐部，构建适应时代要求的职业生涯规

① 毛世芳，李继平．护士职业生涯规划管理探讨［J］．中国护理管理，2004，4（4）：40－41.

② 黄明，丁平英．护理从业人员职业生涯管理初探［J］．现代护理，2005，11（14）：1105－1106.

划模式等相应的管理对策。① 夏玲和丁敏则对处于职业生涯不同阶段的临床护士的规划及管理作进一步的探讨。其讨论过程以美国人力资源管理专家加里·德斯勒的职业生涯发展理论为基点，把临床护士职业生涯的发展分为职业确定、稳步发展、职业中期危机和维持四个阶段，结合各阶段护士心理契约的特点，阐述了各个阶段职业生涯的规划与管理策略。② 为使职业生涯管理更贴近护理人员的实际需求，陈海花等结合护理人员自身的特点，将护理人员的职业发展分为职业建立阶段、职业稳定发展阶段和职业精深阶段三个阶段，并将此作为职业分阶段培训的依据。③ 有学者从理论的角度，运用国外不同的职业生涯规划理论对护理人员的职业生涯发展问题加以论述，涉及理论主要包括格林豪斯的职业生涯理论、斯蒂芬的职业生涯发展阶段理论、施恩的职业锚理论、耶胡迪·巴鲁的组织职业管理理论。④

（二）不同视角下的护士职业生涯发展研究

经历职业生涯理论评介和从理论上对护士职业生涯的规划与管理的分析，护理研究者逐步开展了对不同学历层次的护士在不同视角下的职业生涯发展的研究。吴蓓雯和曹伟新采用自制问卷

---

① 王娟，朱念琼．护士职业生涯规划［J］．护理研究，2007，21（1B）：162－163.

② 夏玲，丁敏．临床护士职业生涯不同阶段的规划与管理探讨［J］．中国护理管理，2008，8（2）：1－54.

③ 陈海花，毕越英，顾媛媛，等．护理人员职业生涯管理体系的建立与应用研究［J］．护理管理杂志，2012（10）：691－693.

④ 代燕，李继平．职业生涯规划的理论基础［J］．中国护理管理，2008，8（1）：78－79；李继平，戴燕．以理论为基础的护理人员职业生涯发展实践［J］．中国护理管理，2008，8（2）：77－79；李继平，戴燕．医院护理人员生涯发展管理［J］．中国护理管理，2008，8（3）：77－78.

对上海第二医科大学1999年至2003年的护理本科毕业生进行调查，其调查内容包括个人发展需求、毕业者对自身综合能力和所在单位对其培养、发展及使用状况的评价、影响本科护士职业生涯发展的相关因素等方面。研究发现，本科毕业护士对自身能力的评估和期望值过高、协调和沟通能力有限、缺乏规范有效的培养和应用、缺乏有利于成长和发展的良好环境。① 对临床本科护士职业生涯规划现状的调查表明，本科学历护士的自我职业生涯规划意识严重不足，在护理管理中加强护士的职业生涯规划管理十分必要。② 陈娟慧等通过方便抽样，对某三甲医院护士进行问卷调查，结果显示，医院对护士的职业生涯规划管理程度处于中等水平，并指出应完善护理管理中护士职业生涯管理的体系。③ 华桂珍等采用童天编制的职业生涯状况评估量表调查临床护士的职业生涯发展状况，其结果认为护理管理者应关注自身对临床护士职业生涯发展的影响，对其进行相应的培训和辅导，以促进临床护士职业生涯的科学发展。④ 对新入职护士的调查结果显示，不同年龄和学历背景的新入职护士自我职业生涯规划管理状况得分差异有统计学意义，新入职护士自我职业生涯管理程度总体较

---

① 吴蓓雯，曹伟新．影响临床本科学历护士职业生涯发展的相关因素［J］．护理研究，2006，20（2A）：315－316．

② 黄凌．临床本科护士开展职业生涯规划必要性探讨［J］．实用心脑肺血管病杂志，2010，18（10）：1529－1530；李洪兰，李树銮．临床本科学历护士职业生涯规划的调查及影响因素［J］．护理实践与研究，2012，9（10）：142－143．

③ 陈娟慧，尹心红，陈银娟．某三级甲等医院护士感知的职业生涯管理状况分析及对策［J］．护理学报，2012，19（5B）：51－53．

④ 华桂珍，白桂莲．临床护士职业生涯发展应对策略、状况及自我效能感的相关性研究［J］．全科护理，2013（11）：968－970．

低，应该对新入职护士的职业生涯进行辅导和管理。[①] 杜晓霞等对护士自我职业生涯规划现状作了调查。该研究以萨伯、格林豪斯和施恩的职业生涯发展阶段理论为依据，参照 Shindul-Rothschild 等根据年龄和工作年限划分职业阶段的标准，把护士职业生涯以年龄为界分为早、中、后三个阶段，使用自制调查问卷，对首都医科大学附属北京同仁医院的 965 名护理人员进行随机调查。结果显示，护士所处的职业生涯阶段、职称、学历不同，则其自我职业生涯规划情况存在差异。同时，开放性问题的调查也显示，护士希望医院能深入了解员工的特点和需求，根据每个人的特点和能力安排合适的岗位并有目的、有计划地制订培养计划。[②] 在护士群体中，低年资护士的工作压力较大，存在离职率高、满意度差等问题，其职业生涯发展受医院等级、学历、参加岗前培训等多方面因素的影响，护理管理者应对低年资护士进行重点干预和指导，引导他们正确认识护理职业。[③] 另一方面，高年资护士是护理工作的中坚力量，张智霞等抽取 474 名高年资护士并采用自制问卷调查其职业发展状况，结果发现高年资护士的职业发展较好，医院级别、用工性质和取得现有职称的年限是其职业发挥良好的影响因素：医院级别越高，高年资护士的职业发展越好；用工性质为编制的高年资护士职业发展较好；随取得现有职称的

---

① 黄丽萍，商临萍，胡晓瑾，等．新护士自我职业生涯管理状况的调查分析［J］．护理研究，2012，26（5）：1175－1176；杨惠云，周西，杨莹，等．新护士自我职业生涯规划调查［J］．护理研究，2012，26（11）：2993－2994.

② 杜晓霞，田梓蓉，韩杰．护士自我职业生涯规划现状的调查分析与对策［J］．中华护理杂志，2008，43（2）：183－185.

③ 黄私伟，张巧梅．296 名低年资护士职业生涯现状分析及管理对策［J］．护理学报，2013（1）：23－25.

年限的增加，职业发展有所下降。① 成守珍等根据专业探索、专业建立、专业稳定发展、专业成熟及精深四个方面，对所在医院的护士进行规范化培训，从而提出了“护士规范化培训与护理人员职业生涯一体化”的观点。② 赵光红等采用自制问卷对武汉市某三甲医院419名护士的职业态度进行调查。该研究以萨伯、格林豪斯和施恩的职业生涯发展阶段理论为依据划分调查对象的护龄，按职称进行分层随机抽样，对护士的职业认知、职业行为、职业情感三个维度的情况加以研究，结果表明，护士的职业态度直接影响护理工作的质量、人员队伍的稳定。③ 有护理学者则从护士职业生涯规划辅导的角度进行研究。蒋玉琼等采用方便抽样法，对35岁以下临床护士进行职业生涯规划辅导干预，对照研究结果表明，职业生涯规划辅导干预能提高护士的工作满意度，对护士职业生涯发展的影响是积极有效的，建议把职业生涯规划辅导策略纳入医院护理管理体系。④ 周荣慧和郭秀花则尝试用质性研究的方法，探讨综合医院护士职业倦怠的体验。该研究采用立意抽样法对8位在北京地区市属和区属综合性医院工作的注册护士进行深度访谈，用现象学分析法进行资料分析，结果表明，综合性医院护士对职业倦怠的体验主要包括三个方面：工作负荷大，

---

① 张智霞，商临萍．高年资护士职业发展及其影响因素分析［J］．护理研究，2015（33）：4206－4209.

② 成守珍，郑志惠，蔡金辉，等．护士规范化培训与护理人员职业生涯一体化构建与实施［J］．中国误诊学杂志，2008，8（35）：8658－8659.

③ 赵光红，阮满真，邱丽丽．护士职业态度现状分析及对策［J］．护理学杂志，2008，23（1）：1－4.

④ 蒋玉琼，王红红，赵竞飞，等．青年护士职业生涯规划辅导研究［J］．护理学杂志，2010，25（15）：77－79.

感到身心疲倦；护理工作得不到尊重和理解；护士群体亟须进行职业生涯规划。由此提出将职业生涯规划纳入日常管理工作中。①

第二节　国内外职业成功感研究现状

一、职业成功感

success（成功）源于拉丁语 succedere，意为继承或随后，本身无褒贬之分，16 世纪开始表达积极的意义。

职业成功感（Career Success，又称职业生涯成功）是人力资源管理和职业开发领域十分重要的问题，西方学术界对此已有 70 多年的研究历史。Hughes 于 1937 年在《制度化的办公室和人》一文中提出了职业成功感的分类框架，认为应该从主观和客观两方面分析职业生涯成功：主观职业成功感是个体对自己职业生涯的内心理解和评估，是对个体逐步展开的职业经历的反应，只有从事本职业的个体才能体验得到；客观职业成功感是可被不带偏见地衡量和证实的、个体在职业生涯中获得的能由公正的第三者直接观察到的成果，如薪水、晋升、地位等。② 自 20 世纪 80 年代以后，西方人力资源管理领域对职业成功感的关注程度不断上升。90 年代前期，对职业成功感的定义以职业成功感为主要

---

① 周荣慧，郭秀花．综合医院护士职业倦怠真实体验的质性研究［J］．护理管理杂志，2006，6（10）：8－11.

② HUGHES E C. Institutional office and the person［J］. American journal of sociology，1937（43）：pp. 404－413；ARTHUR M B，KHAPOVA SVETLANA N，WILDEROM CELESTE P M. Career success in boundaryless career world［J］. Journal of organizational behavior，2005（26）：pp. 177－202.

内涵。

随着社会的发展和职业生涯领域研究的逐步深入，结果显示，高收入、高地位者并不必然地感受到职业成功感，与此相反，可能由于更大的工作压力而产生不良的心理体验。至此，职业成功感进入了管理者和研究者的视域。近20年来，职业开发研究者及人力资源管理者越来越倾向于把客观职业成功感与主观职业成功感相结合以衡量个体的职业成功感，积极探究职业成功感的本质内涵。① 职业成功感是指个体在工作相继历程中逐渐积累和获得的积极的心理感受以及与工作相关的成就。② 护士职业成功感可以理解为护士在护理工作历程中积累和形成的积极的心理感受以及由此取得的与护士职业相关的成就。

因此，职业成功感包括主观职业成功感和客观职业成功感两个方面，即评价个体职业成功感与否应该从主观成功和客观成功两方面进行。③

二、职业成功感的评价标准

当前普遍认可的评价主观职业成功感的指标包括“工作满意度”（job satisfaction）和“职业满意度”（career satisfaction）。

---

① ARTHURM B, KHAPOVA S N, WILDEROM C M. Career success in a boundaryless career world [J]. Journal of organizational behavior, 2005 (26): pp. 177 – 202.

② JUDGE T A, CABLE D M, BOUDREAU J W, BRETZ R D J. An empirical investigation of the predictors of executive career success [J]. Personnel psychology, 1995 (48): pp. 485 – 519.

③ 李泽楷，陈慧慈，尤黎明. 国外护士职业生涯研究进展及其启示[J]. 中华护理杂志，2010，45 (2)：184 – 186.

Judge 等把工作满意度作为评价主观职业成功感的有效性指标。工作满意度是个体对其所从事工作的一般态度，不仅仅指任务，而且是对工作环境的情感和态度反应。① 工作满意度和职业满意度的不同之处在于②：职业满意度是对个体终身的工作经历的评价③，工作满意度则更局限于对当前工作的评价④，后者可看作是前者的一个组成部分。随着研究的不断发展，工作满意度指标因范围的局限而受到越来越多的质疑。Greenhaus 等认为，主观职业成功感应该是个体在更加广泛的时间范围内的工作满意度，提出了职业满意度概念并编制和检验了职业满意度量表，该量表具有较高的信度，应用广泛。⑤

用以评价职业成功感的传统指标主要包括晋升次数、职务等级、个体的薪水等，这些指标可以直接被观察到并能从组织机构查取，资料的分析具有高度可操作性，因而长期以来备受研究者推崇。由于网络工作制的建立和组织结构的变化等因素的影响，

---

① JUDGE T A, HIGGINS C A, THORESEN C J, et al. The big five personality traits, general mental ability, and career success across the life span [J]. Personnel psychology, 1999 (52): pp. 621 -652.

② 陈燕雅，李泽楷．护士职业生涯成功的研究进展［J］．中国护理管理，2015，15（12）：1488 -1491.

③ SPURK D, KAUFFELD S, BARTHAUER L, et al. Fostering networking behavior, career planning and optimism, and subjective career success: an intervention study [J]. Journal vocational behavior, 2015, 87: pp. 134 -144.

④ STUMPF S A, TYMON W G. The effects of objective career success on subsequent subjective career success [J]. Journal vocational behavior, 2012, 81 (3): pp. 345 -353.

⑤ GREENHAUS J H, PARASURAMAN S, WORMLEY W. Effects of race on organizational experiences, job performance evaluations, and career outcomes [J]. Academy of management journal, 1990 (33): pp. 64 -86.

组织机构内部环境发生深刻变化，与以往相比较，个体在晋升、加薪等方面的机会存在很多不同特点。依靠传统的客观评价指标难以评价个体的客观职业成功感。为此，有学者认为在评价指标中应该加入“控制幅度”和“自主权”等①，从个体职业中的自主决策权及从组织获得的授权等方面评价职业成功感。Bird 的“个人竞争力”概念认为“能为当前组织保持价值增长和被外组织认为非常具有竞争力的人是成功的”②。Eby 等把个人竞争力归纳为组织内竞争力和组织外竞争力。组织内竞争力强表明个体对现组织有价值，个体在组织内拥有发展机会，被解雇的可能性低；组织外竞争力强则为个体拥有更多获得新工作的机会，对外部组织的价值高。③

三、职业成功感的测量

随着知识经济时代的到来，人力资源管理领域出现了新的课题。人力资源在不同国家、不同地区以及不同组织机构之间的流

---

① THARENOU P. Going up? Do traits and informal social processes predict advancing in management? [J]. Academy of management journal, 2001 (44): pp. 1005 - 1017; MARTINS L L, EDDLESTON K A, VEIGA J F. Moderators of the relationship between work-family conflict and career satisfaction [J]. Academy of management journal, 2002, 45 (2): pp. 399 - 409.

② BIRD A. Careers as repositories of knowledge: a new perspective on boundaryless careers [J]. Journal of organizational behavior, 1994 (15): pp. 325 - 344.

③ EBY L T, BUTTS M, LOCKWOOD A. Predictors of success in the era of boundaryless careers [J]. Journal of organizational behavior, 2003 (24): pp. 689 - 708; 李泽楷，SALLY W C CHAN，尤黎明. 职业生涯测量及护士职业生涯研究工具的选择 [J]. 护士进修杂志，2012，27 (3)：217 - 219.

动问题引起了研究者的兴趣。在知识经济时代，个体职业发展的阶段性、个体与组织之间、组织的边界、组织对个体的技能要求等与传统的职业生涯模式存在明显不同①，个体可能在多个部门、多个组织、多个职业、多个岗位上实践自身的职业生涯，即无边界职业生涯②。与传统职业生涯模式不同，无边界职业生涯的显著特点是个人在此模式中跨越了单一组织，可能隶属多个组织或多个行业，表现出跨边界性和流动性。③ 个人流动性在职业成功感的评估中越来越受关注。Eby 也认为在淡化了边界的职业生涯时代，成功的个体应该是不但能为当前的组织带来价值，而且能被外部组织视为富于竞争力的人，从而提出了职业成功感的衡量标准为职业满意度、组织内竞争力和组织外竞争力。Eby 的实证研究结果表明，这三个标准与职业成功感的影响因素均显著相关，从而构建了职业成功感量表④，其观点得到较为广泛的认可。

严圣阳等对 Eby 的职业成功感量表进行汉化并使用该量表对包括医疗卫生从业人员在内的 254 名被调查者进行实证研究。结果表明，该量表中文版具有较好的效度和信度，可以作为相关研

---

① SULLIVAN S. E. The changing nature of careers: a review and research agenda [J]. Journal of manangement, 1999, 25 (3): pp. 457 –484.

② 龙立荣. 知识经济时代的职业生涯成功及其策略 [J]. 外国经济与管理, 2004, 26 (3): 19 –23.

③ 张小兵，孔凡柱. 无边界职业生涯研究综述 [J]. 商业时代, 2010 (19): 83 –84.

④ EBY L T, BUTTS M, LOCKWOOD A. Predictors of success in the era of boundaryless careers [J]. Journal of organizational behavior, 2003 (24): 689 –708.

究的测量工具。① 由此，我国护理学者可借鉴使用该工具进行护士职业生涯相关问题研究。② 李泽楷等将中文版职业成功感量表（Chineses version Career Success Scale，简称 CCSS，又译为“中文版职业生涯成功量表”）引入医疗界，以广东省 393 名医生和 658 护士为调查对象检验该量表的应用性能。结果表明，CCSS 具有较高的信度和效度。③ 为进一步验证 CCSS 对护士人群的适用性，李泽楷采用该量表对 1 148 名护士人群进行调查以检验量表的信效度，结果证明 CCSS 同样适用于护士人群职业成功感的测量。④ 随后，有研究采用 CCSS 对 132 名静脉治疗专科护士进行调查，证明该量表在专科护士职业成功感的评估亦具有较好的实用性和科学性。⑤

四、职业成功感的影响因素

随着时代的发展，职业成功感的标准从以客观标准为主发展到客观—主观相结合进行评价。其中，客观职业成功感的评价标

① 严圣阳，王忠军，杜坤，等．员工职业生涯成功的测量工具实证研究［J］．武汉商业服务学院学报，2008，22（3）：73－75.

② 李泽楷，SALLY W C CHAN，尤黎明．职业生涯测量及护士职业生涯研究工具的选择［J］．护士进修杂志，2012，27（3）：217－219.

③ 李泽楷，尤黎明，SALLY W C CHAN，等．中文版职业生涯成功量表在三级甲等医院医护人员测量中的信效度研究［J］．中华护理杂志，2013，48（9）：828－830.

④ LI Z K，YOU L M，LIN H S，et al. The career success scale in nursing：psychometric evidence to support the Chinese version［J］．Journal of advanced nursing，2014，70（5）：pp. 1194－1203.

⑤ 胡艳杰，罗艳丽．中文版职业生涯成功量表用于静脉治疗专科护士的信度效度检验及分析［J］．护理学报，2016（19）：43－47.

准包括社会地位、晋升、薪酬、组织内竞争力、组织外竞争力等，主观支持的评价标准包括职业满意度、工作满意度等。本部分对影响护士客观职业成功感和主观职业成功感的因素进行总结。

（一）一般人口学因素

李泽楷等以 CCSS 为测量工具调查 698 名护士的职业成功感状况，发现护士职业成功感处于中等水平，其职业成熟度得分之间存在地域差异——广州护士的职业成熟度得分、职业满意度维度得分及组织内竞争力得分均高于天津护士，但是组织外竞争力得分低于天津护士。① Tao 等的研究结果与之有所不同，其结果认为我国护士职业成功感中职业满意度存在地域差异，北方医院护士的主观职业成功感水平（工作满意度）更高，虽然其年龄普遍更大，学历更高，但是其客观职业成功感水平（工资）却较低。另外，控制地域差异对职业满意度的作用时，年龄是护士工作满意度的唯一预测变量，因此，年龄也是护士主观职业成功感的影响因素。② Asegid 等采用量性研究结合质性研究的方法，研究护士职业满意度的影响因素，发现调查对象中 47.4% 的女性护士对职业的满意度低于男性护士，31～40 岁护士的职业满意度是 20～30 岁护士的 3 倍以上，41～50 岁护士的职业满意度是 20～30 岁

---

① 李泽楷，陈燕雅，尤黎明，等．护士职业生涯成功的现状及影响因素分析［J］．护理学杂志，2017（6）：64－67.

② TAO H，ZHANG A，HU J，et al. Regional differences in job satisfaction for mainland Chinese nurses［J］. Nursing outlook，2012，60（4）：pp. 213－220.

护士的15倍以上。① 但也有研究使用CCSS调查132名静脉治疗专科护士，所得结果与之不同，认为年龄不是护士职业成功感的影响因素，但是职称是护士职业成功感得分的影响因素——较之初级职称的护士，具有中级和副高级及以上职称的护士职业成功感较高。② 有关婚姻状况的影响作用，胡艳杰等的研究结果认为婚姻状况不影响护士的职业成功感，而高燕等对护士工作满意度的研究结果却认为已婚护士的工作满意度高于未婚护士，二者存在统计学差异。③

（二）人力资本因素

人力资本是指员工所掌握的知识、技术和能力。④ Park等对韩国的214名急诊医疗中心护士进行调查，结果显示工作年限和医院的类型对护士主观职业成功感（工作满意度）的影响较大。⑤ Altuntas对248名临床研究护士进行调查，发现工作年限低于10

---

① ASEGID A，BELACHEW T，YIMAM E. Factors influencing job satisfaction and anticipated turnover among nurses in Sidama Zone Public Health Facilities，South Ethiopia [J]. Nursing research and practice，2014，2014：pp. 1 -26.

② 胡艳杰，罗艳丽. 中文版职业生涯成功量表用于静脉治疗专科护士的信度效度检验及分析 [J]. 护理学报，2016（19）：43 -47.

③ 高燕，高菊荣，曾娟，等. 核心自我评价对护士职业倦怠的影响及工作满意度的中介作用 [J]. 护理研究，2017（6）：690 -692.

④ 刘勇，张徽燕，李端凤. 人力资本的定义与分类研究述评 [J]. 管理学家（学术版），2010，20（11）：49 -57.

⑤ PARK M S，JEOUNG Y，LEE H K，et al. Relationships among communication competence，self-efficacy，and job satisfaction in Korean nurses working in the Emergency Medical Center Setting [J]. Journal of nursing research，2015，23（2）：pp. 102 -108.

年的护士拥有较低的主观职业成功感（工作满意度）。[①] 但也有研究结果提示，随着工作年限的增加，护士的总体满意度及个人发展的满意度呈下降趋势，而对薪酬的满意度呈上升趋势，而随着学历水平的提高，总体满意度及对薪酬的满意度呈下降趋势。[②] Osuji 等的研究结果与之相似，认为学历水平对护士离职意向和职业满意度有负面影响，对工作满意度却没有影响。[③]

（三）心理因素

心理资本包括了自我效能感、心理韧性、希望和乐观四种积极心理状态。[④] 护士心理资本与职业成功感呈正相关关系，拥有高水平心理资本的护士具有较高的主观职业成功感体验，其中希望维度是显著的预测变量。[⑤] 护士自我效能感与工作满意度呈正相关关系，即自我效能感高的护士一般拥有较高的主观职业成功感。[⑥] Wei 等以我国南方医院的244 名护士为对象，研究护士心理

---

① ALTUNTAS S. Factors affecting the job satisfaction levels and quit intentions of academic nurses [J]. Nursing education today, 2014, 34 (4): pp. 513 -519.

② 黄敏，何祖龙，王影，等. 护士职业满意度的调查研究 [J]. 中华全科医学，2012，10 (3)：446 -447.

③ OSUJI J, UZOKA FM, ALADI F, et al. Understanding the factors that determine registered nurses' turnover intentions [J]. Research & theory for nursing practice, 2014, 28 (2): pp. 140 -161.

④ LUTHANS F, YOUSSEF C M. Human, social, and now positive psychological capital management [J]. Organizational dynamics, 2004, 33 (2): pp. 143 -160.

⑤ 计琼玉，张杨，弓箭，等. 护士的心理资本对工作绩效及职业生涯成功影响的研究 [J]. 护理研究，2012，26 (9)：2326 -2328.

⑥ 胡梦梦，皮红英. 护士自我效能感与工作满意度的相关性研究 [J]. 护理研究，2014，28 (3)：790 -792.

韧性、组织社会化和职业成功感的关系，发现组织社会化促进心理韧性的提高，心理资本中的心理韧性能产生职业成功感。①

（四）组织因素

良好的护理实践环境，能降低护士的职业倦怠、对工作的不满意程度和离职意向，提升护士的职业成功感水平。② 为研究医院实践环境对护士工作满意度的影响，Lee 等调查了在住院部病房工作的3 096 名韩国护士，结果显示良好的护理实践环境与护士工作满意度相关，但与护士离职意向无关，实践环境中的标准化护理程序、充足护理队伍和良好医护关系能积极影响护士的职业成功感（工作满意度）。③ 也有研究者对 88 名护士长的职业成功感开展调查，结果发现，医院实践环境中的团队合作及组织政策对护士长的职业成功感影响较大。④ 护理实践环境对护士职业成功感的作用是间接的，它显著影响自我效能感，再通过自我效能感的中介作用影响护士内在的工作满意度。⑤ 一项对三甲医院

---

① WEI W，TAORMINA R J. A new multidimensional measure of personal resilience and its use：Chinese nurse resilience，organizational socialization and career success [J]. Nursing inquiry，2014，21（4）：pp. 346 – 357.

② ZHANG L F，YOU L M，LIU K，et al. The association of Chinese hospital work environment with nurse burnout，job satisfactio，and intention to leave [J]. Nursing outlook，2014，62（2）：pp. 128 – 137.

③ LEE S Y，KIM C W，KANG J H，et al. Influence of the nursing practice environment on job satisfaction and turnover intention [J]. Journal of preventive medicine & public health，2014，47（5）：pp. 258 – 265.

④ 陈菊红，戈晓华，陈海燕，等．护士长职业生涯成功状况及影响因素分析 [J]．护理研究，2014（23）：2844 – 2847.

⑤ 朱乐凤，刘彦慧，丁慎勇．专业护理实践环境与一般自我效能感对护士工作满意度的影响 [J]．中华护理杂志，2011，46（9）：845 – 848.

护士工作满意度所进行的描述性评价结果表明，工作环境中的工作压力源和是否开展优质护理对护士工作满意度影响较大。① 为探讨护理实践环境中岗位动态管理的实施对护士工作满意度的影响，向莉等采用护士工作满意度量表测量64名急诊科护士在接受干预前和接受干预后的职业满意度得分，结果发现护理实践环境中实行岗位动态管理后，护士总体职业满意度显著提升。②

组织支持影响护士职业生涯发展及职业成功感。在组织中缺少支持，工作时间过长，临床职业生涯发展机会缺乏和进行深层次教育的路径有限等是阻碍职业生涯发展的重要因素。③ 对男护士职业成功感现状开展的相关调查的结果表明，组织支持正向促进职业成功感，而自尊在这种正向促进关系中起部分中介作用。④ 周丹丹等采用工作倦怠量表研究组织支持与工作倦怠的关系，结果表明组织支持对护士工作倦怠有缓冲作用。⑤

文献表明，我国在20世纪90年代后期开始关注护理人力资

---

① 赖秀华，李泽楷，朱晓雯，等．三级医院护士工作满意度及其影响因素的描述性评价［J］．现代临床护理，2015（1）：57－63.

② 向莉，杨瑶，贺巧玲，等．岗位动态管理提高急诊科护士职业满意度［J］．护理学杂志，2017（5）：56－58.

③ CLEARY M，HORSFALL J，MUTHULAKSHMI P，et al. Career development：graduate nurse views［J］. Journal of clinical nursing，2013，22（17－18）：pp. 2605－2613.

④ 黄素素，刘永胜，张晓彤，等．自尊和组织支持感对男护士职业成功的影响研究［J］．中华护理杂志，2016（5）：599－603；黄素素，刘彦慧，张晓彤，等．男护士组织支持感、职业成功对留职意愿影响［J］．中国公共卫生，2016（8）：1023－1026.

⑤ 周丹丹，曹慧琴，田妍，等．护士情绪性工作及组织支持与工作倦怠的关系研究［J］．护理与康复，2013，12（1）：3－5.

源管理问题，2004 年毛世芳等开始了对护士职业生涯问题的讨论。① 既往研究主要集中在护士的工作满意度、职业满意度的测量，以自制问卷调查分析为多见，并未形成针对性强的有效测量工具，对护士的职业生涯测量和评价研究成果较少。

护士职业作为众多社会分工的构成之一，其在组织中的个体职业成功感同样由客观职业成功感和主观职业成功感两方面构成，在探索护士职业生涯管理方法过程中，评价其成功与否应对客观、主观两方面加以测量和分析。

---

① 毛世芳，李继平．护士职业生涯规划管理探讨［J］．中国护理管理，2004，4（4）：40－41.

第二章 研究设计及方法

第一节 研究设计

本研究为量性研究和质性研究相结合的研究设计，由问卷调查研究和访谈分析研究两个阶段构成。

本研究在对护士职业生涯发展情况实施问卷调查的基础上，对护士职业生涯体验进行质性研究，以获得对护士职业现状及其特点的总体认识，发现影响护士职业生涯发展的深层次原因。

本研究遵循知情同意原则、保密原则、自愿参与原则。

受访者签署知情同意书。在研究过程的任何阶段，参与者有权选择中止参与和退出研究。本研究对参与者的个人资料保密。

第二节 问卷调查研究

本阶段采用调查研究方法进行研究。

调查研究方法是“在自然状态下运用现场观察、询问、调查表、调查问卷等直接或间接地与被调查对象接触，了解其既往、现状以及其他情况，获得事实资料的一种感性认识的基本研究方法”。①

基于已有文献，国内对护士职业生涯发展的研究凤毛麟角，对该人群的职业生涯发展现状知之甚少，现有成果不足以为探索护士职业生涯发展的深层原因提供前期基础和理论准备。为了探究护士的职业生涯发展情况及其深层次原因，有必要对该人群的职业生涯发展进行现状的了解和特点的分析。

本研究以既往从不同侧面、对不同护士群体的职业生涯研究成果为参考，针对护士的职业生涯发展问题，采用问卷调查法对该人群的职业生涯发展现况进行调查和分析，总结其特点，探索其内部不同组群之间是否存在职业生涯发展的差异，发现“是什么”的问题。以此作为对第二阶段质性研究访谈提纲修订和访谈实施的依据。

一、研究对象及纳入和排除标准

（一）纳入标准

调查对象必须同时具备以下条件：持有《中华人民共和国护士执业证书》；在护理领域从事护理工作。

（二）排除标准

排除存在以下情况之一者：赴海外发展者；离开护理岗位者。

二、抽样方法及样本量

采用方便抽样法进行抽样。

① 胡修周．医学科学研究学［M］．北京：高等教育出版社，2006.

样本量的确定：样本含量计算公式为 $N=\mu_{\alpha/2}^{2}S^{2}/\delta^{2}$①。根据预调查数据计算得标准差 $S=7.444$，容许误差 δ 设为 0.4，α 设为 0.05，则 $\mu_{\alpha/2}$ 为 1.96，计算得出 1 330 名样本量。考虑失访或不合作的情况，增加样本含量的 20%，即 1 330 + 1 330 × 20% = 1 596。本研究的样本量为 1 815，符合样本量的要求。

三、测量工具

本研究使用“护士职业生涯发展问卷调查表”对护士的职业生涯发展情况进行调查。该问卷由两部分构成，第一部分为中文版职业成功感量表，第二部分为自制的职业生涯发展情况调查表。

（一）职业成功感量表

该量表起源于 Eby 等的职业成功感量表，后经严圣阳等②汉化形成中文版引入我国。Li 等③为检验中文版职业成功感量表应用于护理领域时的信度和效度，将该量表施测于我国三甲医院护士人群，结果表明该量表具有良好的信度和效度。该量表由职业满意度、组织内竞争力、组织外竞争力三个维度构成，其中职业满意度包含 5 个条目，组织内竞争力和组织外竞争力分别包含 3 个条目，量表共计 11 个条目。采用 Likert 的 5 分制计分法进行测量，非常不同意计 1 分，比较不同意计 2 分，同意计 3 分，比较

---

① 郑蔚颖. 福建省护理本科生自我效能与社交能力的相关性研究［D］. 长沙：中南大学，2009.

② 严圣阳，王忠军，杜坤，等. 员工职业生涯成功的测量工具实证研究［J］. 武汉商业服务学院学报，2008，22（3）：73－75.

③ LI Z K，YOU L M，LIN H S，et al. The career success scale in nursing：psychometric evidence to support the Chinese version［J］. Journal of advanced nursing，2014，70（5）：pp. 1194－1203.

同意计4分，非常同意计5分。职业成功感量表用于测量个体感知的职业成功感，严圣阳的研究以各维度条目的临界值为3分。①为了使研究的分析和讨论具有相对合理的参照，本研究以严圣阳的评价标准为依据，以“同意”为界，即量表总得分33分、职业满意度得分15分、组织内竞争力得分9分、组织外竞争力得分9分者，分别视为被调查者对其职业成功感、职业满意度、组织内竞争力和组织外竞争力持认可态度。

（二）职业生涯发展情况调查表

本研究使用自制问卷调查表——职业生涯发展情况调查表对护士的职业生涯发展一般情况进行调查。

本调查表是在查阅并复习了国内外相关研究成果②的基础上，

---

① 严圣阳，王忠军，杜坤，等．员工职业生涯成功的测量工具实证研究［J］．武汉商业服务学院学报，2008，22（3）：73－75．

② MONTAGUE S E，HERBERT R A. Career paths of graduates of a degree-linked nursing course［J］. Journal of advanced nursing，1982，7（4）：pp. 359－370；HOWARD J M，BROOKING J I. The career paths of nursing graduates from Chelsea College，University of London［J］. International journal of nursing studies，1987，24（3）：pp. 181－189；REID N G，NELLIS P，BOORE J. Graduate nurses in Northern Ireland：their career paths，aspirations and problems［J］. International journal of nursing studies，1987，24（3）：pp. 215－225；KEMP J. Career paths revisited：the experiences of graduates in nursing who no longer work full-time［J］. Journal of advanced nursing，1994，20（2）：pp. 377－381；INGRAM C，RIDEOUT E，WEIR R，et al. The impact of personal and situational variables on career patterns among nurses from three types of educational programs［J］. Journal of professional nursing，1994，10（5）：pp. 297－306；PELLETIER D，DONOGHUE J，DUFFIELD C，et al. The impact of graduate education on the career paths of nurses［J］.

（续上页注②） The Australian journal of advanced nursing，1998，15（3）：pp. 23 –30；PELLETIER D，DONOGHUE J，DUFFIELD C. Understanding the nursing workforce：a longitudinal study of Australian nurses six years after graduate study [J]. The Australian journal of advanced nursing，2005，23（1）：pp. 37 –43；PARK J R，CHAPPLE M，WHARRAD H，et al. Early nursing career experience for 1994 –2000 graduates from the University of Nottingham [J]. Journal of nursing management，2007，15（4）：pp. 414 –423；ROGNSTAD M K，AASLAND O. Change in career aspirations and job values from study time to working life [J]. Journal of nursing management，2007，15（4）：pp. 424 –432；黄明，丁平英．护理从业人员职业生涯管理初探 [J]．现代护理，2005，11（14）：1105 –1106；王娟，朱念琼．护士职业生涯规划 [J]．护理研究，2007，21（1B）：162 –163；夏玲，丁敏．临床护士职业生涯不同阶段的规划与管理探讨 [J]．中国护理管理，2008，8（2）：1 –54；吴蓓雯，曹伟新．影响临床本科学历护士职业生涯发展的相关因素 [J]．护理研究，2006，20（2A）：315 –316；黄凌．临床本科护士开展职业生涯规划必要性探讨 [J]．实用心脑肺血管病杂志，2010，18（10）：1529 –1530；李洪兰，李树銮．临床本科学历护士职业生涯规划的调查及影响因素 [J]．护理实践与研究，2012，9（10）：142 –143；陈娟慧，尹心红，陈银娟．某三级甲等医院护士感知的职业生涯管理状况分析及对策 [J]．护理学报，2012，19（5B）：51 –53；黄丽萍，商临萍，胡晓瑾，等．新护士自我职业生涯管理状况的调查分析 [J]．护理研究，2012，26（5）：1175 –1176；杨惠云，周西，杨莹，等．新护士自我职业生涯规划调查 [J]．护理研究，2012，26（11）：2993 –2994；杜晓霞，田梓蓉，韩杰．护士自我职业生涯规划现状的调查分析与对策 [J]．中华护理杂志，2008，43（2）：183 –185；黄私伟，张巧梅．296 名低年资护士职业生涯现状分析及管理对策 [J]．护理学报，2013（1）：23 –25；张智霞，商临萍．高年资护士职业发展及其影响因素分析 [J]．护理研究，2015（33）：4206 –4209；成守珍，郑志惠，蔡金辉，等．护士规范化培训与护理人员职业生涯一体化构建与实施 [J]．中国误诊学杂志，2008，8（35）：8658 –8659；赵光红，阮满真，邱丽丽．护士职业态度现状分析及对策 [J]．护理学杂志，2008，23（1）：1 –4；蒋玉琼，王红红，赵竞飞，等．青年护士职业生涯规划辅导研究 [J]．护理学杂志，2010，25（15）：77 –79.

根据我国目前护士的职业实际情况设计而成。调查表由两部分组成，第一部分为社会人口学资料，共包括年龄、性别、工作年限等条目；第二部分为职业生涯发展基本情况。

预调查：本研究运用方便抽样方法抽取可及总体中的护士200名，使用护士职业生涯发展问卷调查表进行预调查。通过预调查，发现该调查表存在的问题，听取被调查者关于调查表的修改意见，对调查表进行了必要的补充、修改或调整，形成正式调查表。

四、资料收集过程

首先通过电话与被调查者所在单位的主管机构取得联系。在征得被调查者单位的同意后，由各医院护理部协助派出医院护士作为调查员，接受研究者的统一培训。调查前，调查员向各医院被调查的护士解释调查的目的和意义，说明调查表填写方法和注意事项，强调所收集信息的保密管理及仅作为研究用途。被调查的护士在调查员指导下现场完成问卷并密封后由调查员当场收回。最后，各医院将原始调查资料交回研究者。研究者本人对各医院的资料收集过程进行参与、跟踪和抽查，以确保收集资料的质量。

五、资料整理及分析

问卷启封后，研究者对原始资料进行核对，剔除空白问卷及量表缺失项条目数高于50%的问卷。对问卷进行编码后，用双重输入法建立SPSS数据库。

缺失资料的处理：问卷中量表缺失项少于总条目数50%者，以该条目均数补充。

运用统计软件 SPSS18.0 对收集的资料进行统计分析。对社会人口学资料、量表及其各维度和条目的得分情况进行统计分析，就职业生涯发展情况对职业成功感的影响进行单因素分析，运用分类树分析法进行职业成功感影响的多因素分析。

第三节　护士职业生涯体验质性研究

本阶段运用质性研究方法进行研究。

质性研究是指“以研究者本人作为研究工具，在自然情景下采用多种资料收集方法对社会现象进行整体性探究，使用归纳法分析资料和形成理论，通过与研究对象互动对其行为和意义建构获得解释性理解的一种活动”①。文献显示，我国护理领域对护士职业生涯发展的研究处于初始阶段，而本研究探索的是护士对护士职业生涯的感受、态度、观点、信念等的问题，质性研究方法能“提供特殊的技术以获得人们想法、感受等方面的较深层次反应的信息，用于了解目标人群的动机、态度、信念和行为等有关问题，可以帮助理解和解释定量研究的结果”②。它不对研究者自己事先设定的假设进行逻辑推演，而是从原始资料入手进行归纳、分析，形成理论。③ 现象学描述个体意识与事物之间的直接关系，从个体自我证实的直觉开始，用归纳性方法从经验中抽象出问题本质定义。适合对意义类问题的研究，以了解生活经历的本质，

---

① 陈向明．质的研究方法与社会科学研究［M］．北京：科学教育出版社，2017.

② 梁万年．医学科研方法学［M］．北京：人民卫生出版社，2002.

③ 刘明．护理质性研究［M］．北京：人民卫生出版社，2008.

其研究范畴是研究对象的生活经验及作为个体的行动者的意向。①护士职业体验是个体在职业生涯中的经历、事件等自我的直觉、感受、感悟等，本研究阶段采用质性方法的现象学方法对护士职业生涯体验及其意义建构进行研究。

本阶段根据第一阶段问卷调查的结果，对访谈提纲进行必要的修订，对访谈抽样策略进行必要的调整，通过质性研究，探索护士职业生涯发展的深层次影响原因，回答“为什么”的问题。

一、研究对象及纳入和排除标准

可及总体为已经接受第一阶段问卷调查的护士。

（1）纳入标准：同问卷调查阶段研究的纳入标准，同时必须对护士职业生涯发展问题怀有兴趣，愿意接受访谈，具有清楚表达个人思想的口头表达能力。

（2）排除标准：同问卷调查阶段排除标准。

二、抽样方法

本研究采用目的抽样、强度抽样和方便抽样方法进行抽样。目的抽样是指“根据研究人员对研究对象的特征的判断，有目的地选取研究对象”② 的抽样方法。强度抽样即“抽取具有较高信息密度和强度的个案进行研究”③ 的抽样方法。之所以采用该方

---

① 陈向明．质的研究方法与社会科学研究［M］．北京：科学教育出版社，2017；刘明．护理质性研究［M］．北京：人民卫生出版社，2008．

② 张小兵，孔凡柱．无边界职业生涯研究综述［J］．商业时代，2010（19）：83－84．

③ 陈向明．质的研究方法与社会科学研究［M］．北京：科学教育出版社，2017．

法是因为本阶段研究实施之前，研究者已进行了对可及总体护士的问卷调查和定量分析，对护士的职业生涯发展状况有所了解，这为进行强度抽样提供了可能。方便抽样是指由于受到当地实际情况的限制，抽样只能随研究者自己的方便进行。① 采用该抽样方法是考虑到访谈内容涉及个人的体验和观点，需要良好的配合心态，而且将占用访谈对象一些时间，所以访谈对象必须对护士职业生涯发展问题比较关心和有兴趣，并且愿意接受访谈。研究者在第一阶段发放问卷的同时，说明访谈的目的、互惠性以及将占用的时间长度。在问卷调查期间自愿留下联系方式的被调查者中抽取样本，保证了质性研究访谈对象具有良好的同质性。

因为质性研究对资料收集终止时间无法事先预知，抽取的样本量不能在研究计划阶段予以确定，本研究采纳 Morse 的建议：在依赖数据质量和资料饱和的前提下，个体访谈的样本量为 20 ~ 30②。本研究在访谈至第 15 名时，收集的信息重复出现。为了确认是否有新的信息出现，本研究继续访谈了 5 名，证实资料已经饱和。根据资料收集实际情况和事实，本研究样本量为 20。

同时，根据问卷调查的分析结果以及对访谈资料的逐步分析情况，实施了分层目的抽样策略，即将研究对象按照一定的标准进行分层，然后在不同的层面上进行目的抽样③，了解每一个同质性较强的层次内部的具体情况，达到对总体异质性的把握。鉴

① 陈向明．质的研究方法与社会科学研究［M］．北京：科学教育出版社，2017.

② MORSE J，SWANSON J M，KUZEL A. J. The nature of qualitative evidence［M］．Thousand Oaks：Sage Publications，2001.

③ 陈向明．质的研究方法与社会科学研究［M］．北京：科学教育出版社，2017.

于此，本研究从专业起始学历、工作年限等不同的层进行抽样。

研究者在正式访谈前，与抽取的访谈对象电话联系、接触，了解访谈对象及其职业环境情况，增进彼此关系的融洽，为正式访谈营造和谐放松的氛围和进入现场做准备。

三、资料的收集与分析

本研究通过对研究对象实施深度访谈进行资料收集。深度访谈是指一个研究者与一个被访者面对面地进行访谈。这种方法非常适合主题比较复杂或敏感的情况。① 护士职业生涯体验涉及个体生命过程中的事实、感悟等内容和情感，即内容丰富、主题复杂而敏感，故本研究选择研究者与研究对象面对面深度访谈的方法收集资料。质性研究的资料收集和分析是一个连续性、阶段性、有交互性作用的过程，两者或同时进行，或分别进行，或循环进行，资料的收集与分析不能截然分开。访谈是一个持续进行的谈话过程，时间长，信息量大，而且访谈中随时可能出现新的访谈问题、发现受访者新的感受或观点等，全部进行笔录存在很大困难。为了防止信息丢失，必须一字不漏地记录访谈对象的谈话内容，为访谈后对资料进行完整、全面的研读分析提供保证，所以资料收集过程中，研究者需要使用录音设备对访谈对象的谈话内容进行全程录音，同时做好访谈备忘记录。

为了便于表述，本研究的资料收集与分析按以下几个阶段进行：

（1）资料收集准备阶段：研究者明确研究目的，熟悉研究问

---

① 王声涌，林汉生. 伤害流行病学现场研究方法［M］. 北京：人民卫生出版社，2007.

题，收集有关信息，充分考虑访谈环境或场所的情况，了解访谈对象的类型，为访谈做好充分的准备。

（2）资料收集初始阶段：研究者进入现场，与受访者接触，了解其信息，建立尊重、信任、融洽和互惠的关系。

（3）资料收集深入拓展阶段：首先，研究者根据访谈提纲对受访者进行访谈，在此基础上，通过聆听、观察、谈话等获得信息，逐步拓展对护士职业生涯问题资料收集的范围和挖掘其深层次的信息。同时，对相关的文献加以回顾。当研究者收集了大量资料并对其事实和观念进行处理时，即为开始初步的资料分析。对初步的分析结果进行总结、归类并形成新的类别或问题，为下一次访谈和分析做准备。

（4）资料收集信息饱和及终止阶段：当研究者在访谈中发现，收集到的资料信息开始反复出现而且没有新的信息出现时，即提示资料饱和，此时即终止资料收集，结束访谈阶段的资料收集。

（5）分析完成阶段：当研究者完成资料收集后，全面进入资料的分析及其意义诠释阶段。本研究运用内容分析方法对资料加以分析，即在资料中寻找反复出现的现象以及解释这些现象的重要概念。根据研究的目的对所获得的原始资料进行系统化、条理化，通过抄写访谈录音、编码、转化为分主题和主题等过程，用逐步集中和浓缩的方式对资料进行意义解释，把具有相同属性的资料归入同一类别，并且以一定的概念命名。①

---

① 胡修周．医学科学研究学［M］．北京：高等教育出版社，2006；陈向明．质的研究方法与社会科学研究［M］．北京：科学教育出版社，2017.

四、工具及研究效度

使用半结构式访谈提纲进行一对一深度访谈。本提纲在查阅并复习了国内外相关研究成果①的基础上，根据问卷调查的结果设计形成，并根据预访谈收集的资料情况作出调整。

质性研究的效度“是一种关系，是研究结果和研究的其他部分（包括研究者、研究的问题、目的、对象、方法和情景）之间的一种一致性”②。质性研究者把研究看作主客体互动的过程，对研究结果的检验不依赖于某种外在的固定的标准，而是依赖于研究中存在的各种关系因素，质性研究者所追求的高效度是研究结果能真实再现研究过程中所有部分、方面、层次和环节间的协调性、一致性、契合性。这就使研究者必须充分注意研究中的效度威胁问题，即导致效度“失真”、水平下降的影响因素。本研究在研究过程中努力从以下几方面控制效度威胁：

1. 提高访谈提纲的效度

本研究使用社会科学领域广泛应用的专家效度法对访谈提纲

---

① KEMP J. Career paths revisited：the experiences of graduates in nursing who no longer work full-time ［J］. Journal of advanced nursing，1994，20（2）：pp. 377 – 381；黄明，丁平英．护理从业人员职业生涯管理初探［J］. 现代护理，2005，11（14）：1105 – 1106；王娟，朱念琼．护士职业生涯规划［J］. 护理研究，2007，21（1B）：162 – 163；夏玲，丁敏．临床护士职业生涯不同阶段的规划与管理探讨［J］. 中国护理管理，2008，8（2）：1 – 54；李继平，戴燕．以理论为基础的护理人员职业生涯发展实践［J］. 中国护理管理，2008，8（2）：77 – 79；李继平，戴燕．医院护理人员职业生涯发展管理［J］. 中国护理管理，2008，8（3）：77 – 78.

② 陈向明．质的研究方法与社会科学研究［M］. 北京：科学教育出版社，2017.

进行筛选和修改，邀请在本领域有实际工作经验（资深护士、新护士、护理管理者等）、有类似或相关研究的人士对访谈提纲的层面、条目等是否能帮助本研究科学、全面收集到有利于实现研究目的资料进行评价。

2. 研究者角色

质性研究是一种解释性研究，要求研究者潜心于参与者持续的真实的经验之中，这就给质性研究过程划定了一个策略性的、伦理性的和个人观念性的范围。① 据此，研究者才能清楚识别研究主题与过程中的偏见、价值观和利害关系。

研究者个人倾向是指“研究者不仅对研究有自己的目的和动机，对研究现象有自己的看法和假设，而且在自己的生活经历中通常也可以找到从事该研究的理由”②。研究者个人身份和个人倾向对研究的影响始终是质性研究者必须反省的问题。

在质性研究中，研究者个人的生活与其所进行的研究是不可截然分开的。研究者的个人因素是一个主要的，为研究获得假设、启示和效度检验的源泉③，必须对研究者的个人身份和倾向进行反省以利用好这一宝贵的资源。

研究者教育及工作背景：女，护理学专业医学学士，教育学硕士，护理学博士；从事护理学专业教育工作 28 年。由于专业和职业的原因，研究者长期在护理教育领域工作，与医院、护理院

---

① 顾昕．中国医疗领域中的人力资源危机［J］．国家行政学院学报，2011（6）：17 –22.

② 陈向明．质的研究方法与社会科学研究［M］．北京：科学教育出版社，2017.

③ 陈向明．质的研究方法与社会科学研究［M］．北京：科学教育出版社，2017.

校、护理管理者、护士等保持经常性的接触。这种既具有护理学和教育学专业教育背景，又是护理教师的角色，使研究者对护理教育造就的人才的职业生涯发展问题有比较浓厚的兴趣并对之长期关注。这是研究者选择本研究问题的重要原因。

在本研究中，研究者对个人背景和倾向给研究可能带来的利弊作以下反思：

（1）有利方面：个人的经历使研究者对访谈对象的教育背景的总体情况比较熟悉，为进入和理解访谈对象的思维和“情感世界”提供了便利。类似或相同的经历有利于研究者更真切地体会访谈对象的感受，对收集数据的分析更能接近访谈对象的真实意义；对访谈对象的理解使访谈过程富于人性关怀，有利于建立彼此的信任；在具体问题的提出或访谈中出现闪念时，由于可能存在相似的体验，研究者出于直觉和敏感，会迅速对之进行追问，这对于增强数据的广度和深度是有帮助的。

（2）不利方面：由于拥有相同或相似的教育背景和经历，可能导致研究者“先入为主”的倾向，而限制对访谈对象的进一步追问。由于研究者与访谈对象可能存在共同的感受和观点，使研究失去“距离感”，可能导致访谈对象在谈及自身的事件或感受时，研究者自以为能体会而使谈论内容简单化和模糊化，结果使研究者不能准确而清晰地掌握访谈对象所表达内容的意义；由于研究者与访谈对象的“共鸣”，研究者可能会把自己的感受“强加”给访谈对象，使访谈偏离访谈对象的感受，还可能导致双方沿着有共同感触的问题谈论而偏离主题。

3. 进入研究现场

“进入研究现场”至少指两种不同的行为：一是研究者与受访者取得联系，征求对方是否愿意参加研究；二是研究者个人置身于研究现场，在与当地人共同生活和劳动的同时与对方协商从事研究的可能性。[①] 本研究中，研究者选择第一种行为进入研究现场。

进入研究现场前的准备工作包括：首先，与受访者电话联系，介绍自己及研究的有关情况（研究目的、伦理考虑、访谈时间的长度、访谈全过程录音等），使受访者对研究者和将进行的研究有比较清楚的认识，这样既可以增强受访者对研究者的了解和信任，又可以让受访者考虑是否接受访谈。同时，留下研究者的联系方式，并预约下次联系的时间和方式，以确认其是否接受访谈。其次，确定和接触"守门员"，即在被研究者群体内对于被抽样者具有权威的人，他们可以决定这些人是否参加研究。[②] 研究者持单位提供的介绍信与"守门员"接触，说明个人及研究情况，取得"守门员"的信任，减少被研究者可能存在的疑虑，为访谈的进行提供支持。鉴于访谈内容为受访者个体的职业生涯感受和观点，不涉及对其所在单位的价值判断等敏感问题，如果研究者能直接接触或通过一些在权力方面与其平等的人士与受访者接触，则不事先与"守门员"联系，以预防可能因权力因素引起受访者的防御心理，影响访谈。本研究中的"守门员"主要为医院的护理部管理者、科室护士长。

本研究在与受访者和"守门员"沟通妥善后，在自然状态下直接进入现场。研究者在访谈场所选定上的考虑：有电源为全程录音提供保证；安静，使访谈不受周围环境干扰，能让受访者心

---

① 陈向明. 质的研究方法与社会科学研究 [M]. 北京：科学教育出版社，2017.

② 陈向明. 质的研究方法与社会科学研究 [M]. 北京：科学教育出版社，2017.

情放松并集中精神地接受研究性访谈。具体地点与受访者事先商讨决定，以尊重受访者的意愿和方便其工作安排为准。

4. 参与者检验法

参与者检验法是指将研究的结果反馈给受访者，向他们征求对有关资料和结论的意见的方法。① 为了排除误解受访者观点和意见的可能性，本研究在初步作出结论以后将其告知受访者本人，了解其对结论的看法——是否认为研究者准确理解了受访者的谈话，力图在准确理解受访者想法和在把握事实的基础上，得出研究结论，进一步排除效度威胁，增强结果的可信度。

在整个研究过程中，研究者随时加以反思和反省，摆正自己的位置，保持价值中立，控制效度威胁，追求真实地反映受访者所表达的本来的意义。

---

① 陈向明．质的研究方法与社会科学研究［M］．北京：科学教育出版社，2017.

第三章 研究结果

本研究采用方便抽样方法进行抽样，调查在广州市、深圳市、珠海市等珠江三角洲地区的10所三甲医院护士的职业生涯发展情况。共发放调查问卷2 050份，回收问卷1 881份，回收率为91.8%；回收有效问卷1 815份，有效回收率为96.5%。

第一节 人口学特征分析

结果显示，被调查者年龄均数为31.61 ± 5.90岁，最小20岁，最大47岁；工作年限均数为10.87 ± 6.61年，最短1年，最长22年，见表3－1。被调查者中女性占98.3%，起始学历以中专为主，占51.4%。现在学历以大专和本科为主，分别占38.7%和49.2%，大部分毕业生现在仍没有取得学位（含已有本科学历者）（64.6%），见表3－2、图3－1、图3－2。

表 3－1　年龄及工作年限（n＝1 815）

变量	均数	标准差	最小值	最大值
年龄	31.61	5.90	20	47
工作年限	10.87	6.61	1	22

表 3－2　社会人口学情况（n＝1 815）

变量	例数	构成比（%）
性别		
女	1 785	98.3
男	30	1.7
起始学历		
中专	933	51.4
大专	405	22.3
本科	477	26.3
现在学历		
中专	142	7.8
大专	703	38.7
本科	892	49.2
硕士研究生及以上	78	4.3
现在学位		
没有学位	1 173	64.6
学士	544	30.0
硕士及以上	98	5.4

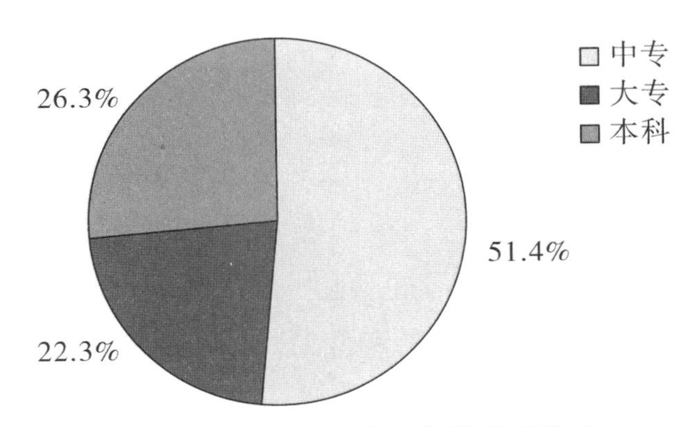

图 3－1 被调查护士的起始学历构成

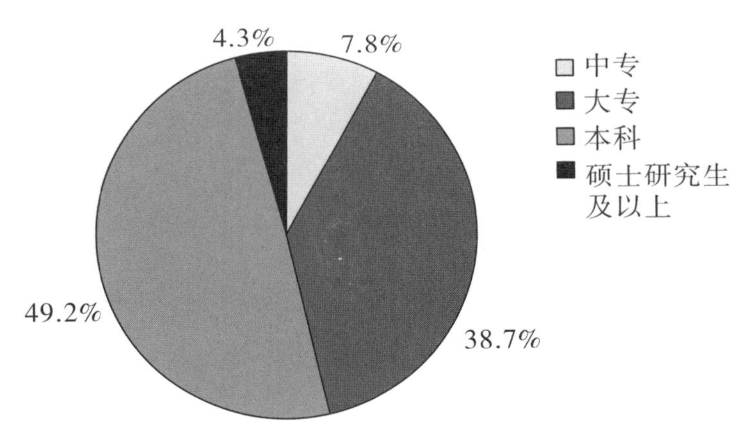

图 3－2 被调查护士的现在学历构成

第二节 护士职业生涯发展情况

被调查者的专业技术职称以初级职称（护理师）为主（占50.7%），有行政职务者占14.6%，大部分被调查者工作后第一次专业技术职称晋升时间在5年以内和6～10年以内，分别占37.9%和40.3%。74.3%的被调查者参加了更高层次学历教育，参加更高层次学历教育者的教育形式以在职为主（占92.9%），毕业后参加更高层次学历教育的时间累计 1～3 年者的比例最大，为 36.9%。

近半数被调查者所在工作单位举办过职业生涯规划管理方面的培训班或讲座（52.3%）。被调查者中，现在有进行职业生涯发展规划者占 48.4%；学习过职业生涯规划理论的人较少，在学生时期学习职业生涯规划理论者占 21.7%，见表 3－3。

表 3－3　职业生涯发展情况（n＝1 815）

变量	例数	构成比（%）
专业技术职称		
无专业技术职称	323	17.8
护理师	920	50.7
主管护师	484	26.7
副主任护师及以上	88	4.8
行政职务		
无行政职务	1 550	85.4
区护长	178	9.8
科护长	57	3.1
护理部副主任及以上	30	1.7
工作后第一次专业技术职称晋升时间		
至今未获晋升	377	20.8
≤5 年	687	37.9
6～10 年	731	40.3
11～15 年	18	1.0
16～20 年	2	0.1

（续上表）

变量	例数	构成比（%）
工作后第一次行政职务任命时间		
至今未获任命	1 465	80.7
≤5 年	112	6.2
6～10 年	84	4.6
11～15 年	149	8.2
16～20 年	5	0.3
毕业后是否参加更高层次学历教育		
是	1 348	74.3
否	467	25.7
毕业后参加更高层次学历教育的形式（$n=1\ 348$）		
在职	1 252	92.9
脱产	68	5.0
半脱产	28	2.1
毕业后参加学历教育的时间累计		
没有参加学历教育及不足 1 年	467	25.7
1～3 年	669	36.9
4～6 年	460	25.3
7～8 年	219	12.1
所在单位是否举办过职业生涯规划管理方面的培训班或讲座		
是	950	52.3
否	865	47.7
现在是否有个人职业生涯发展规划		
是	878	48.4
否	937	51.6

（续上表）

变量	例数	构成比（%）
学生时期是否学习过职业生涯规划课程		
是	394	21.7
否	1 421	78.3

第三节　护士职业成功感情况

护士职业成功感的测量结果包括职业成功感量表、职业满意度维度及其各条目、组织内竞争力维度及其各条目、组织外竞争力维度及其各条目的得分情况。量表得分为定量指标，采用 Likert 的 5 分制计分法进行测量，每个条目的评分范围为 1 ~ 5 分。采用均数、标准差、中位数、最小值、最大值等进行统计描述。

被调查者职业成功感得分为 33.88 ± 6.736，职业满意度维度得分为 15.80 ± 3.970，组织内竞争力维度得分为 8.70 ± 2.476，组织外竞争力维度得分为 9.39 ± 2.132，见表 3 – 4。

表 3 – 4　职业成功感量表得分情况（n = 1 815）

变量	均数	标准差	中位数	最小值	最大值
职业成功感	33.88	6.736	34.00	11	55
职业满意度	15.80	3.970	16.00	5	25
我对我的职业所取得的成功感到满意	3.19	0.977	3.00	1	5
我对为满足总体职业目标所取得的进步感到满意	3.19	0.965	3.00	1	5

（续上表）

变量	均数	标准差	中位数	最小值	最大值
我对自己为满足收入目标所取得的进步感到满意	3.08	1.029	3.00	1	5
我对自己为满足晋升目标所取得的进步感到满意	3.10	0.987	3.00	1	5
我对自己为满足获得新技能目标所取得的进步感到满意	3.25	0.952	3.00	1	5
组织内竞争力	8.70	2.476	9.00	3	15
单位视我为宝贵的资源	2.79	0.964	3.00	1	5
因为我的技能和经验，单位认为我能为组织创造价值	3.07	0.911	3.00	1	5
我在单位里有很多发展机会	2.84	0.940	3.00	1	5
组织外竞争力	9.39	2.132	9.00	3	15
我很容易就能在别的单位找到类似的工作	3.15	0.816	3.00	1	5
凭我的技能和经验，我有很多工作机会可以选择	3.15	0.833	3.00	1	5
凭我的技能和经验，其他单位会视我为有价值的资源	3.09	0.784	3.00	1	5

第四节　护士职业生涯发展的影响因素

分别以职业成功感、职业满意度维度、组织内竞争力维度、组织外竞争力维度的得分为因变量，以社会人口学资料和职业生涯发展情况中的各调查项目为自变量，进行各自变量对职业成功感、职业满意度维度、组织内竞争力维度、组织外竞争力维度得分影响的单因素和多因素进行分析，比较各自变量与各因变量得分是否存在差异。

首先采用单因素分析方法（t 检验或方差分析法，$P<0.05$）分别比较各自变量对职业成功感、职业满意度维度、组织内竞争力维度、组织外竞争力维度得分的影响。

以差异具有统计学意义的自变量分别对职业成功感、职业满意度维度、组织内竞争力维度、组织外竞争力维度的得分影响进行多因素分析。本研究采用分类树分析法进行多因素分析。用 CRT 法进行建模，用自动法选择分类树的深度，母节（Parent Node）和子节（Child Node）的最小例数分别为 100 和 50，树节拆分及合并的检验水准为 0.01。

一、职业成功感的影响因素分析

（一）职业成功感的单因素分析

单因素分析结果显示，社会人口学特征中，年龄大小、工作年限长短、现在学历高低、现在有无学位等被调查者职业生涯成功得分差异具有统计学意义（$P<0.05$），见表 3－5、表 3－6。

职业发展情况分析显示，不同专业技术职称、不同行政职务、工作后第一次专业技术职称晋升时间、工作后第一次行政职务任命时间、所在单位是否举办过职业生涯规划管理方面的培训班或讲座、现在是否有个人职业生涯发展规划、学生时期是否学习过职业生涯规划课程等被调查者间职业成功感得分差异具有统计学意义（$P<0.05$），见表 3－7。

表 3-5　年龄和工作年限对职业成功感的影响

变量	回归系数	*P* 值
年龄	0. 080	0. 001
工作年限	0. 049	0. 038

表 3-6　社会人口学特征对职业成功感的影响（n = 1 815）

自变量	例数（%）	均数	标准差	t/F 值	*P* 值
性别				-0. 313	0. 754
女	1 785（98. 3）	33. 88	6. 740		
男	30（1. 7）	34. 27	6. 591		
起始学历				1. 487	0. 226
中专	933（51. 4）	33. 87	6. 568		
大专	405（22. 3）	33. 48	6. 729		
本科	477（26. 3）	34. 26	7. 051		
现在学历				3. 291	0. 020
中专	142（7. 8）	33. 16	5. 940		
大专	703（38. 7）	33. 42	6. 710		
本科	892（49. 2）	34. 38	6. 739		
硕士研究生及以上	78（4. 3）	33. 76	7. 909		
现在学位				5. 169	0. 006
没有学位	1 173（64. 6）	33. 51	6. 584		
学士	544（30. 0）	34. 61	6. 850		
硕士及以上	98（5. 4）	34. 88	7. 570		

表 3-7　职业发展情况对职业成功感的影响（n = 1 815）

自变量	例数　（%）	均数	标准差	t/F 值	P 值
专业技术职称				24.515	0.000
无专业技术职称	323　（17.8）	34.18	6.588		
护理师	920　（50.7）	32.86	6.986		
主管护师	484　（26.7）	34.82	5.899		
副主任护师及以上	88　（4.8）	38.40	6.306		
行政职务				29.699	0.000
无行政职务	1 550　（85.4）	33.35	6.659		
区护长	178　（9.8）	35.85	6.418		
科护长	57　（3.1）	39.60	5.879		
护理部副主任及以上	30　（1.7）	39.23	4.289		
工作后第一次专业技术职称晋升时间				6.952	0.000
至今未获晋升	377　（20.8）	33.29	6.890		
≤5 年	687　（37.8）	34.86	6.634		
6～10 年	731　（40.3）	33.21	6.673		
11～15 年	18　（1.0）	36.44	5.1963		
16～20 年	2　（0.1）	33.50	7.778		
工作后第一次行政职务任命时间				21.509	0.000
至今未获任命	1 465　（80.7）	33.20	6.651		
≤5 年	112　（6.2）	35.81	6.463		
6～10 年	84　（4.6）	36.68	5.612		
11～15 年	149　（8.2）	37.52	6.604		
16～20 年	5　（0.3）	35.20	4.970		

（续上表）

自变量	例数　（%）	均数	标准差	t/F 值	P 值
毕业后是否参加更高层次学历教育				1.687	0.094
是	1 348（74.3）	34.04	6.665		
否	467（25.7）	33.43	6.922		
毕业后参加更高层次学历教育的形式（n=1 348）				1.493	0.225
在职	1 252（92.9）	33.99	6.715		
脱产	68　（5.0）	34.18	5.867		
半脱产	28　（2.1）	36.18	6.062		
毕业后参加学历教育的时间累计				1.670	0.172
没有参加学历教育及不足1年	467（25.7）	33.43	6.922		
1～3年	669（36.9）	34.28	6.885		
4～6年	460（25.3）	33.92	6.427		
7～8年	219（12.1）	33.57	6.470		
所在单位是否举办过职业生涯规划管理方面的培训班或讲座				4.733	0.000
是	950（52.3）	34.59	6.813		
否	865（47.7）	33.11	6.566		

（续上表）

自变量	例数 （%）	均数	标准差	*t/F* 值	*P* 值
现在是否有个人职业生涯发展规划				10.027	0.000
是	878（48.4）	35.48	6.786		
否	937（51.6）	32.39	6.337		
学生时期是否学习过职业生涯规划课程				3.761	0.000
是	394（21.7）	35.01	7.052		
否	1 421（78.3）	33.57	6.614		

（二）职业成功感的多因素分析

采用分类树分析职业成功感的影响因素。因变量 *Y*：职业成功感；自变量 *X*：年龄（岁）、工作年限、现在学历（中专、大专、本科、硕士研究生及以上）、现在学位（没有学位、学士、硕士及以上）、专业技术职称（无专业技术职称、护理师、主管护师、副主任护师及以上）、行政职务（无行政职务、区护长、科护长、护理部副主任及以上）、工作后第一次专业技术职称晋升时间（至今未获晋升、5 年以内、6 ~ 10 年、11 ~ 15 年、16 ~ 20 年）、工作后第一次行政职务任命时间（至今未获任命、5 年以内、6 ~ 10 年、11 ~ 15 年、16 ~ 20 年）、所在单位是否举办过职业生涯规划管理方面的培训班或讲座（是、否）、现在是否有个人职业生涯发展规划（是、否）、学生时期是否学习过职业生涯规划课程（是、否）。用 CRT 法建立模型，用自动法选择分类树的深度，母节和子节的最小例数分别为 100 和 50，树节拆分及合并的检验水准均为0.01。

建模结果为：分类树生长深度为5层。第1层为现在是否有个人职业生涯发展规划，第2层为工作后第一次行政职务任命时间，第3层为工作年限和工作后第一次专业技术职称晋升时间，第4层为专业技术职称和学生时期是否学习过职业生涯规划课程，第5层是工作年限，见图3－3。

结果显示：工作后第一次行政职务任命时间是职业成功感的最主要影响因素，有个人职业生涯发展规划、已有行政职务且工作年限大于14年者的得分最高（39.58分），工作年限因素分别在第3、5层出现，提示工作年限为影响职业成功感的重要因素。与得分关系重要性居前3位的自变量分别是：工作后第一次行政职务任命时间、专业技术职称和行政职务。各因素与总分关系的重要性详见表3－8和图3－4。

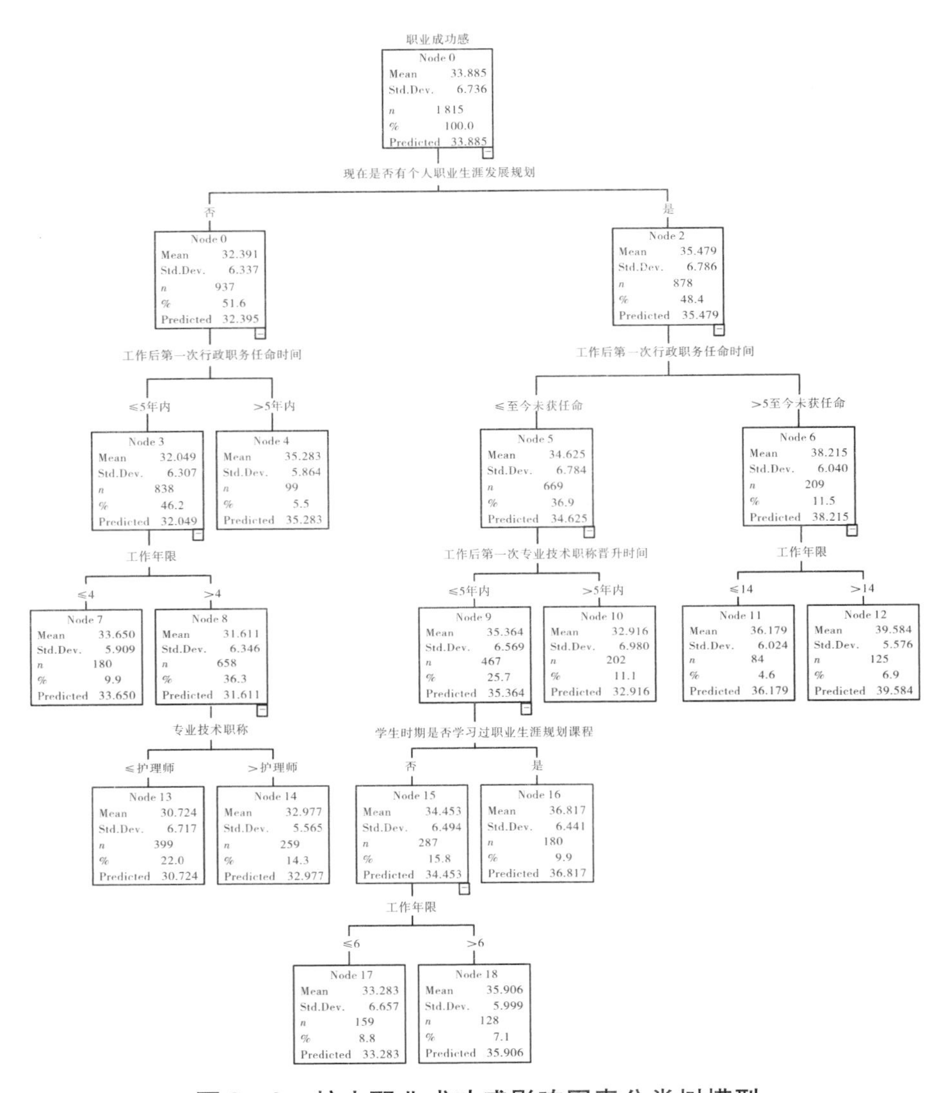

图3－3 护士职业成功感影响因素分类树模型

注："≤护理师"即无专业技术职称者及护理师。

表3－8　护士职业成功感影响因素标准化重要性（$n=1\ 815$）

自变量	重要性	标准化重要性（%）
工作后第一次行政职务任命时间	3.668	100.0
专业技术职称	3.410	93.0
行政职务	3.031	82.6
现在是否有个人职业生涯发展规划	2.383	65.0
工作年限	1.863	50.8
年龄	1.548	42.2
工作后第一次专业技术职称晋升时间	0.917	25.0
学生时期是否学习过职业生涯规划课程	0.703	19.2
所在单位是否举办过职业生涯规划管理方面的培训班或讲座	0.553	15.1
现在学位	0.378	10.3
现在学历	0.366	10.0

生长方法：CRT

因变量：职业成功感

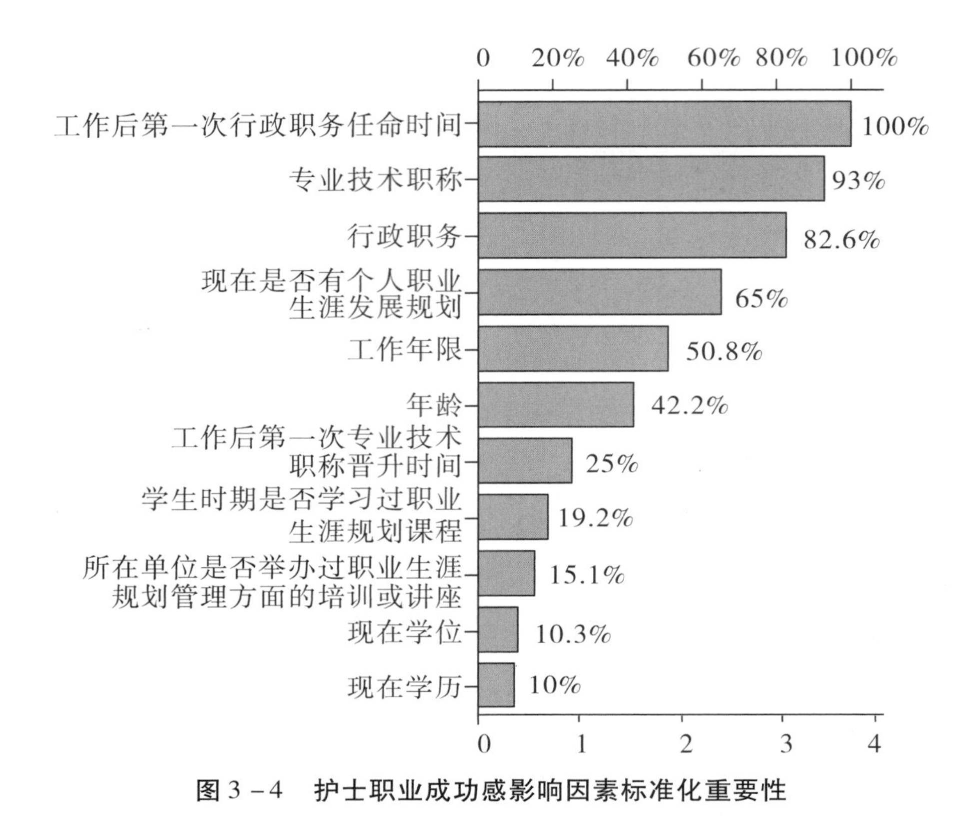

图3-4 护士职业成功感影响因素标准化重要性

二、职业满意度的影响因素分析

（一）职业满意度的单因素分析

单因素分析结果显示，社会人口学特征中，年龄大小、工作年限长短、起始学历高低等被调查者职业满意度得分差异具有统计学意义（$P<0.05$），见表3-9、表3-10。

表 3－9　年龄和工作年限对职业满意度的影响（n＝1 815）

变量	回归系数	P 值
年龄	0.208	0.000
工作年限	0.201	0.000

表 3－10　社会人口学特征对职业满意度的影响（n＝1 815）

自变量	例数（%）	均数	标准差	t/F 值	P 值
性别				1.533	0.125
女	1 785（98.3）	15.82	3.957		
男	30（1.7）	14.70	4.595		
起始学历				15.315	0.000
中专	933（51.4）	16.30	3.829		
大专	405（22.3）	15.26	4.046		
本科	477（26.3）	15.29	4.056		
现在学历				0.152	0.928
中专	142（7.8）	15.89	3.572		
大专	703（38.7）	15.80	3.967		
本科	892（49.2）	15.81	4.019		
硕士研究生及以上	78（4.3）	15.53	4.177		
现在学位				0.910	0.403
没有学位	1 173（64.6）	15.88	3.943		
学士	544（30.0）	15.61	4.051		
硕士及以上	98（5.4）	15.97	3.835		

职业发展情况分析显示，不同专业技术职称、不同行政职务、工作后第一次专业技术职称晋升时间、工作后第一次行政职务任

命时间、毕业后参加学历教育的时间累计、所在单位是否举办过职业生涯规划管理方面的培训班或讲座、现在是否有个人职业生涯发展规划、学生时期是否学习过职业生涯规划课程等的被调查者间职业满意度得分差异均有统计学意义（$P<0.05$），见表3－11。

表3－11　职业发展情况对职业满意度的影响（$n=1\ 815$）

自变量	例数	（%）	均数	标准差	t/F 值	P 值
专业技术职称					50.039	0.000
无专业技术职称	323	（17.8）	15.38	4.034		
护理师	920	（50.7）	15.00	4.049		
主管护师	484	（26.7）	17.09	3.276		
副主任护师及以上	88	（4.8）	18.69	3.235		
行政职务					27.428	0.000
无行政职务	1 550	（85.4）	15.48	3.959		
区护长	178	（9.8）	17.12	3.660		
科护长	57	（3.1）	18.70	2.860		
护理部副主任及以上	30	（1.7）	18.93	2.864		
工作后第一次专业技术职称晋升时间					9.131	0.000
至今未获晋升	377	（20.8）	14.85	4.173		
≤5年	687	（37.9）	16.15	3.891		
6～10年	731	（40.3）	15.90	3.867		
11～15年	18	（1.0）	18.50	2.895		
16～20年	2	（0.1）	16.50	4.950		

（续上表）

自变量	例数　（%）	均数	标准差	t/F 值	P 值
工作后第一次行政职务任命时间				24.437	0.000
至今未获任命	1 465（80.7）	15.40	3.971		
≤5 年	112　（6.2）	16.54	3.597		
6～10 年	84　（4.6）	17.39	3.211		
11～15 年	149　（8.2）	18.32	3.370		
16～20 年	5　（0.3）	16.60	3.912		
毕业后是否参加更高层次学历教育				1.709	0.088
是	1 348（74.3）	34.04	6.665		
否	467（25.7）	33.43	6.922		
毕业后参加更高层次学历教育的形式（n=1 348）				−0.226	0.821
在职	1 252（92.9）	33.99	6.715		
脱产	68　（5.0）	34.18	5.867		
半脱产	28　（2.1）				
毕业后参加学历教育的时间累计				6.557	0.000
没有参加学历教育及不足 1 年	467（25.7）	15.13	4.011		
1～3 年	669（36.9）	15.94	3.930		
4～6 年	460（25.3）	16.05	3.988		
7～8 年	219（12.1）	16.30	3.810		

（续上表）

自变量	例数 （%）	均数	标准差	t/F 值	P 值
所在单位是否举办过职业生涯规划管理方面的培训班或讲座				4.733	0.000
是	950 （52.3）	34.59	6.813		
否	865 （47.7）	33.11	6.566		
现在是否有个人职业生涯发展规划			10.027	0.000	
是	878 （48.4）	35.48	6.786		
否	937 （51.6）	32.39	6.337		
学生时期是否学习过职业生涯规划课程			3.761	0.000	
是	394 （21.7）	35.01	7.052		
否	1 421 （78.3）	33.57	6.614		

（二）职业满意度的多因素分析

采用分类树分析职业满意度的影响因素。因变量 Y：职业满意度；自变量 X：年龄（岁）、工作年限、起始学历（中专、大专、本科）、专业技术职称（无专业技术职称、护理师、主管护师、副主任护师及以上）、行政职务（无行政职务、区护长、科护长、护理部副主任及以上）、工作后第一次专业技术职称晋升时间（至今未获晋升、5 年以内、6～10 年、11～15 年、16～20 年）、工作后第一次行政职务任命时间（至今未获任命、5 年以内、6～10 年、11～15 年、16～20 年）、毕业后参加学历教育的时间累计（没有参加学历教育及不足 1 年、1 ~ 3 年、4 ~ 6 年、7 ~ 8 年）、所在单位是否举办过职业生涯规划管理方面的培训班或讲座（是、否）、现在是否有个人职业生涯发展规划（是、否）、学生时期是否学习过职业生涯规划课程（是、否）。用 CRT 法建立模型，用自动法选择分类树的深度，母节和子节的最小例数分别为 100 和 50，树节拆分及合并的检验水准均为 0.01。

建模结果为：分类树生长深度为 5 层。第 1 层为专业技术职称，第 2 层为现在是否有个人职业生涯发展规划和行政职务，第 3 层为学生时期是否学习过职业生涯规划课程和所在单位是否举办过职业生涯规划管理方面的培训班或讲座，第四层为毕业后参加学历教育的时间累计，第 5 层为工作后第一次专业技术职称晋升时间，见图 3 - 5。

结果显示：专业技术职称是职业满意度的最主要影响因素，主管护师及以上专业技术职称、有行政职务且所在单位有举办过职业生涯规划管理方面的培训班或讲座者的得分最高（19.22 分）。得分关系重要性居前 3 位的自变量分别是：专业技术职称、工作后第一次行政职务任命时间和行政职务。各因素与职业满意度关系的重要性详见表 3 - 12 和图 3 - 6。

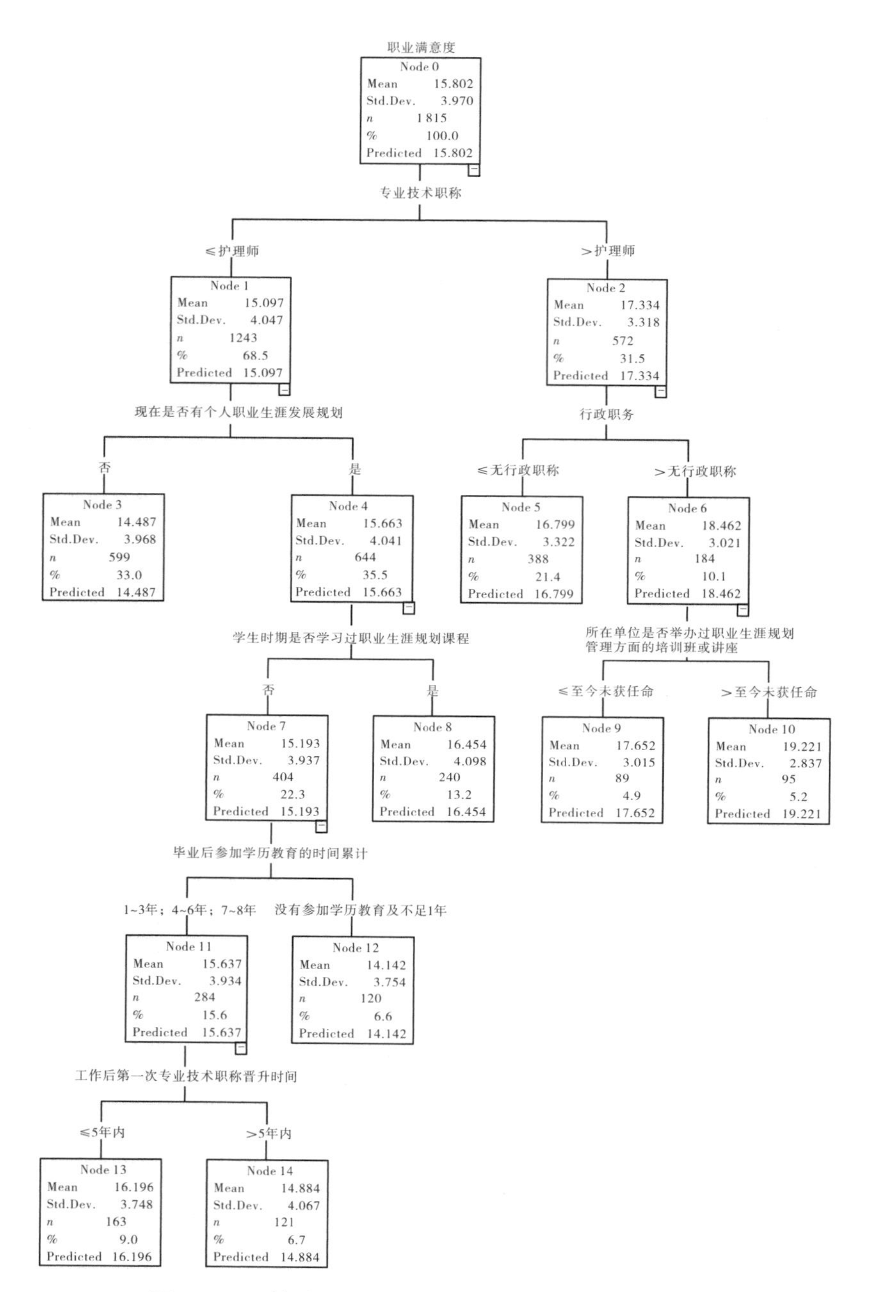

图 3－5　护士职业满意度影响因素分类树模型

注：“>护师”即主管护师及以上者；“>无行政职务”即有行政职务者。

表 3－12　护士职业满意度影响因素标准化重要性（n＝1 815）

自变量	重要性	标准化重要性（%）
专业技术职称	1.211	100.0
工作后第一次行政职务任命时间	0.929	76.7
行政职务	0.823	68.0
工作年限	0.820	67.7
年龄	0.769	63.5
现在是否有个人职业生涯发展规划	0.415	34.3
学生时期是否学习过职业生涯规划课程	0.282	23.3
所在单位是否举办过职业生涯规划管理方面的培训班或讲座	0.231	19.1
工作后第一次专业技术职称晋升时间	0.207	17.1
毕业后参加学历教育的时间累计	0.184	15.2
起始学历	0.126	10.4

生长方法：CRT

因变量：职业满意度

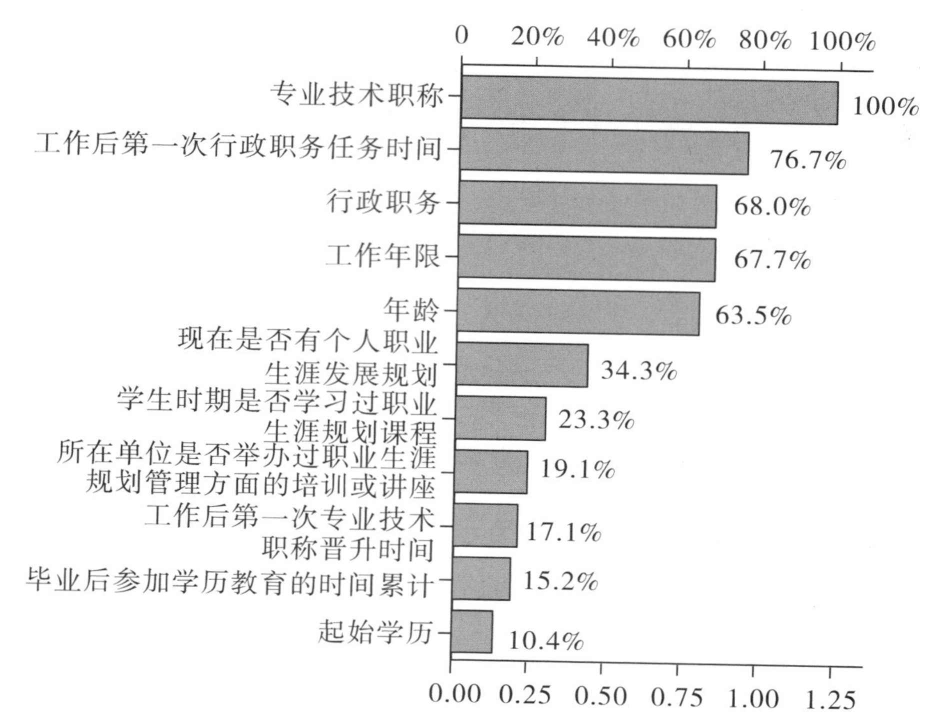

图 3－6　护士职业满意度影响因素标准化重要性

三、组织内竞争力的影响因素分析

（一）组织内竞争力维度得分的单因素分析

单因素分析结果显示，社会人口学特征中，不同工作年限、不同性别、起始学历高低、现在学历高低、现在有无学位等被调查者组织内竞争力得分差异具有统计学意义（$P<0.05$），见表3－13、表3－14。

职业发展情况分析显示，不同专业技术职称、不同行政职务、工作后第一次专业技术职称晋升时间、工作后第一次行政职务任命时间、毕业后参加学历教育的时间累计、所在单位是否举办过职业生涯规划管理方面的培训班或讲座、现在是否有个人职业生涯发展规划、学生时期是否学习过职业生涯规划课程等的被调查者间组织内竞争力得分差异有统计学意义（$P<0.05$），见表3－15。

表3－13　年龄和工作年限对组织内竞争力的影响（$n=1\ 815$）

变量	回归系数	P值
年龄	－0.005	0.832
工作年限	－0.052	0.026

表3－14　社会人口学特征对组织内竞争力的影响（$n=1\ 815$）

自变量	例数（%）	均数	标准差	t/F值	P值
性别				－3.437	0.001
女	1 785（98.3）	8.67	2.474		
男	30（1.7）	10.23	2.128		
起始学历				21.925	0.000
中专	933（51.4）	8.49	2.430		
大专	405（22.3）	8.43	2.500		
本科	477（26.3）	9.33	2.440		
现在学历				12.178	0.000
中专	142（7.8）	8.40	2.337		
大专	703（38.7）	8.31	2.426		
本科	892（49.2）	9.03	2.489		
硕士研究生及以上	78（4.3）	8.86	2.501		
现在学位				28.056	0.000
没有学位	1 173（64.6）	8.39	2.455		
学士	544（30.0）	9.33	2.415		
硕士及以上	98（5.4）	8.92	2.406		

表 3－15　职业发展情况对组织内竞争力的影响（n＝1 815）

自变量	例数（%）	均数	标准差	t/F 值	P 值
专业技术职称				12.251	0.000
无专业技术职称	323（17.8）	8.95	2.300		
护理师	920（50.7）	8.47	2.538		
主管护师	484（26.7）	8.71	2.414		
副主任护师及以上	88（4.8）	10.02	2.324		
行政职务				23.356	0.000
无行政职务	1 550（85.4）	8.52	2.444		
区护长	178（9.8）	9.35	2.432		
科护长	57（3.1）	10.72	2.448		
护理部副主任及以上	30（1.7）	10.07	1.660		
工作后第一次专业技术职称晋升时间				10.611	0.000
至今未获晋升	377（20.8）	8.70	2.300		
≤5 年	687（37.9）	9.14	2.430		
6～10 年	731（40.3）	8.30	2.544		
11～15 年	18（1.0）	8.22	2.415		
16～20 年	2（0.1）	8.00	2.828		
工作后第一次行政职务任命时间				15.498	0.000
至今未获任命	1 465（80.7）	8.48	2.442		
≤5 年	112（6.2）	9.52	2.333		
6～10 年	84（4.6）	9.58	2.470		
11～15 年	149（8.2）	9.72	2.460		
16～20 年	5（0.3）	8.60	2.191		

（续上表）

自变量	例数（%）	均数	标准差	t/F 值	P 值
毕业后是否参加更高层次学历教育				-1.247	0.212
是	1 348（74.3）	8.65	2.467		
否	467（25.7）	8.82	2.503		
毕业后参加更高层次学历教育的形式（n=1 348）				1.844	0.159
在职	1 252（92.9）	8.62	2.480		
脱产	68（5.0）	9.16	2.162		
半脱产	28（2.1）	9.00	2.509		
毕业后参加学历教育的时间累计				4.768	0.003
没有参加学历教育及不足1年	467（25.7）	8.82	2.503		
1～3年	669（36.9）	8.84	2.407		
4～6年	460（25.3）	8.61	2.521		
7～8年	219（12.1）	8.16	2.472		
所在单位是否举办过职业生涯规划管理方面的培训班或讲座				3.405	0.001
是	950（52.3）	8.89	2.472		
否	865（47.7）	8.49	2.466		

（续上表）

自变量	例数 （%）	均数	标准差	t/F 值	P 值
现在是否有个人职业生涯发展规划				10.260	0.000
是	878 （48.4）	9.30	2.489		
否	937 （51.6）	8.14	2.330		
学生时期是否学习过职业生涯规划课程				4.329	0.000
是	394 （21.7）	9.17	2.521		
否	1 421 （78.3）	8.57	2.449		

（二）组织内竞争力的多因素分析

采用分类树分析组织内竞争力的影响因素。因变量 Y：组织内竞争力；自变量 X：工作年限、性别（男、女）、起始学历（中专、大专、本科）、现在学历（中专、大专、本科、硕士研究生及以上）、现在学位（没有学位、学士、硕士及以上）、专业技术职称（无专业技术职称、护理师、主管护师、副主任护师及以上）、行政职务（无行政职务、区护长、科护长、护理部副主任及以上）、工作后第一次专业技术职称晋升时间（至今未获晋升、5 年以内、6～10 年、11～15 年、16～20 年）、工作后第一次行政职务任命时间（至今未获任命、5 年以内、6～10年、11～15 年、16～20 年）、毕业后参加学历教育的时间累计（没有参加学历教育及不足 1 年、1～3 年、4～6 年、7～8 年）、所在单位是否举办过职业生涯规划管理方面的培训班或讲座（是、否）、现在是否有个人职业生涯发展规划（是、否）、学生时期是否学习过职业生涯规划课程（是、否）。用 CRT 法建立模型，用自动法选择分类树的深度，母节和子节的最小例数分别为 100 和 50，树节拆分及合并的检验水准均为 0.01。

建模结果为：分类树生长深度为 5 层。第 1 层为现在是否有个人职业生涯发展规划，第 2 层为工作年限和工作后第一次行政职务任命时间，第 3 层为行政职务任命时间和工作后第一次专业技术职称晋升时间，第 4 层为毕业后参加学历教育的时间累计和学生时期是否学习过职业生涯规划课程，第 5 层为毕业后参加学历教育的时间累计和工作后第一次专业技术职称晋升时间，见图 3－7。

结果显示：工作后第一次行政职务任命时间是组织内竞争力的最主要影响因素，有个人职业发展规划并具有行政职务者的得分最高（10.18 分），工作后第一次专业技术职称晋升时间因素分别在分类树第 3 层和第 5 层出现、毕业后参加学历教育的时间累计分别在第 4 层、第 5 层出现，提示两者均为影响组织内竞争力的重要因素。得分关系重要性居前 3 位的自变量分别是：工作后第一次行政职务任命时间、行政职务和现在是否有个人职业生涯发展规划。各因素与组织内竞争力关系的重要性详见表 3－16 和图 3－8。

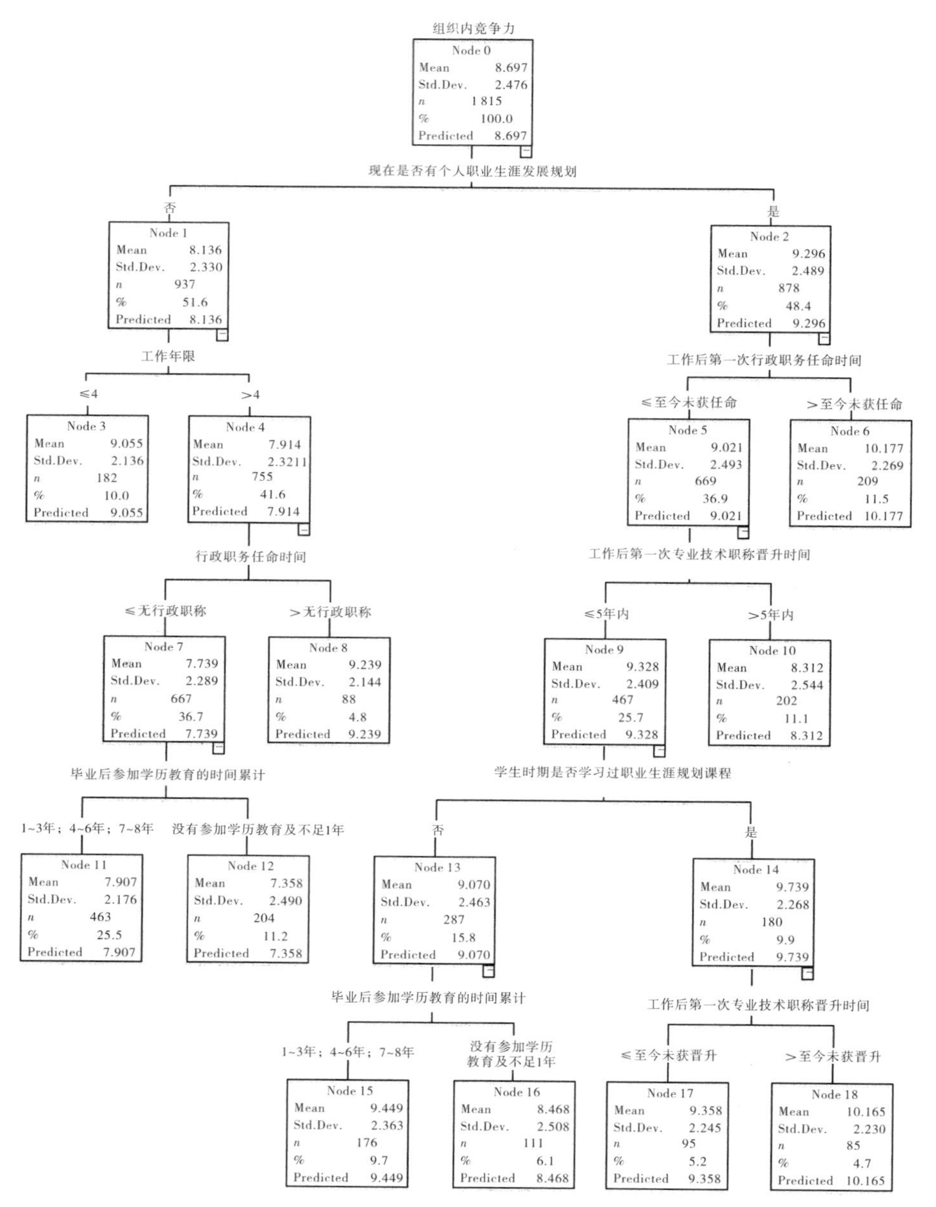

图3-7　护士组织内竞争力影响因素分类树模型

注："＞无行政职称"即有行政职务者；"＞至今未获晋升"即已获得专业技术职称晋升者。

表 3－16　护士组织内竞争力影响因素标准化重要性（n =1 815）

自变量	重要性	标准化重要性（%）
工作后第一次行政职务任命时间	0. 388	100. 0
行政职务	0. 354	91. 2
现在是否有个人职业生涯发展规划	0. 336	86. 7
工作后第一次专业技术职称晋升时间	0. 241	62. 1
现在学位	0. 192	49. 4
专业技术职称	0. 191	49. 2
工作年限	0. 168	43. 3
现在学历	0. 138	35. 7
起始学历	0. 109	28. 1
学生时期是否学习过职业生涯规划课程	0. 094	24. 2
毕业后参加学历教育的时间累计	0. 094	24. 2
所在单位是否举办过职业生涯规划管理方面的培训班或讲座	0. 049	12. 5
性别	0. 040	10. 4

生长方法：CRT

因变量：组织内竞争力

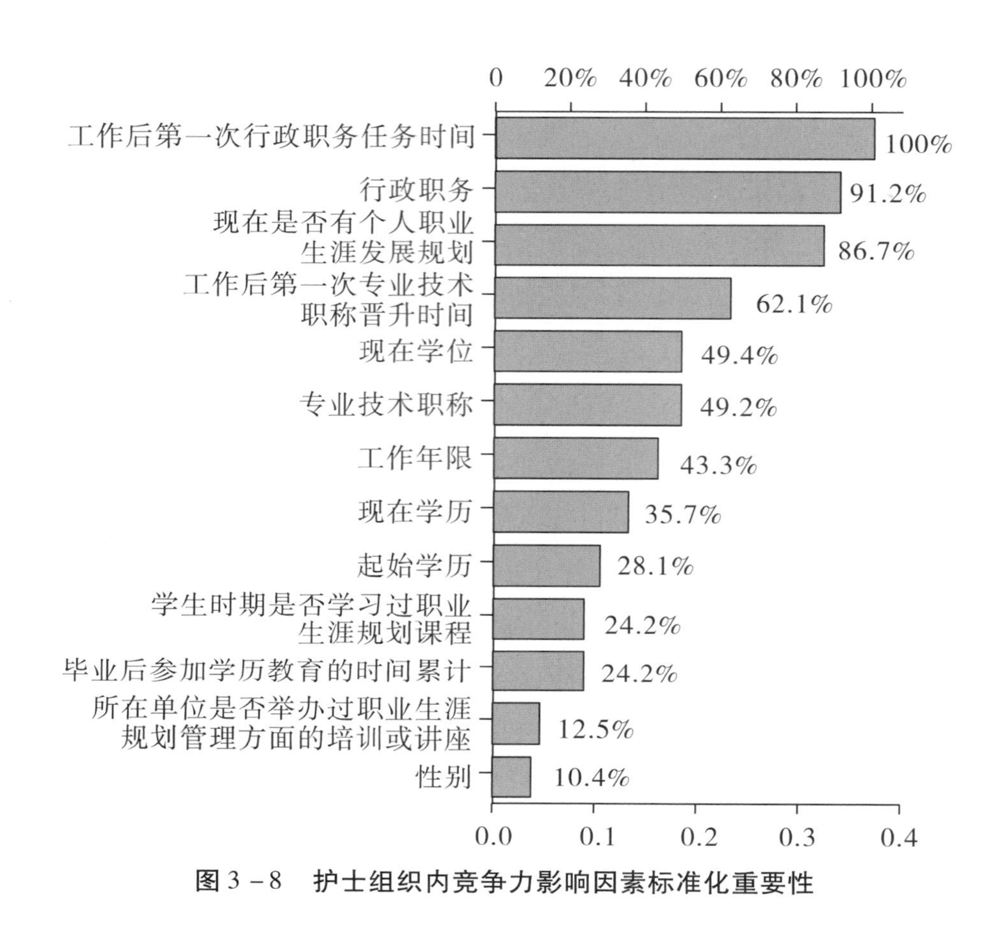

图 3－8　护士组织内竞争力影响因素标准化重要性

四、组织外竞争力的影响因素分析

（一）组织外竞争力的单因素分析

单因素分析结果显示，社会人口学特征中，年龄大小、工作年限长短、起始学历高低、现在学历高低、现在有无学位等被调查者组织外竞争力得分差异具有统计学意义（$P<0.05$），见表 3－17、表 3－18。

职业发展情况分析显示，不同专业技术职称、不同行政职务、工作后第一次专业技术职称晋升时间、毕业后参加更高层次学历教育的形式、毕业后参加学历教育的时间累计、所在单位是否举办过职业生涯规划管理方面的培训班或讲座、现在是否有个人职业生涯发展规划、学生时期是否学习过职业生涯规划课程等被调查者组织外竞争力得分差异均有统计学意义（$P<0.05$），见表3－19。

表3－17　年龄和工作年限对组织外竞争力的影响（$n=1\ 815$）

变量	回归系数	P值
年龄	－0.129	0.000
工作年限	－0.160	0.000

表3－18　社会人口学特征对组织外竞争力的影响（$n=1\ 815$）

自变量	例数（%）	均数	标准差	t/F值	P值
性别				0.137	0.891
女	1 785（98.3）	9.39	2.133		
男	30（1.7）	9.33	2.073		
起始学历				20.771	0.000
中专	933（51.4）	9.08	2.054		
大专	405（22.3）	9.79	2.244		
本科	477（26.3）	9.64	2.096		
现在学历				4.669	0.003
中专	142（7.8）	8.87	2.251		
大专	703（38.7）	9.30	2.136		
本科	892（49.2）	9.54	2.069		
硕士研究生及以上	78（4.3）	9.37	2.413		
现在学位				7.376	0.001
没有学位	1 173（64.6）	9.25	2.140		

（续上表）

自变量	例数	（%）	均数	标准差	t/F 值	P 值
学士	544	(30.0)	9.67	2.055		
硕士及以上	98	(5.4)	9.40	2.301		

表 3－19　职业发展情况对组织外竞争力的影响（n = 1 815）

自变量	例数	（%）	均数	标准差	t/F 值	P 值
专业技术职称					14.407	0.000
无专业技术职称	323	(17.8)	9.85	1.877		
护理师	920	(50.7)	9.39	2.184		
主管护师	484	(26.7)	9.02	2.178		
副主任护师及以上	88	(4.8)	9.68	1.835		
行政职务					4.433	0.004
无行政职务	1 550	(85.4)	9.34	2.161		
区护长	178	(9.8)	9.38	1.965		
科护长	57	(3.1)	10.18	1.900		
护理部副主任及以上	30	(1.7)	10.23	1.455		
工作后第一次专业技术职称晋升时间					10.079	0.000
至今未获晋升	377	(20.8)	9.74	2.090		
≤5 年	687	(37.9)	9.58	2.067		
6～10 年	731	(40.3)	9.01	2.181		
11～15 年	18	(1.0)	9.72	1.018		
16～20 年	2	(0.1)	9.00	0.000		
工作后第一次行政职务任命时间					1.762	0.134
至今未获任命	1 465	(80.7)	9.33	2.162		

（续上表）

自变量	例数	（%）	均数	标准差	t/F 值	P 值
≤5 年	112	（6.2）	9.76	3.054		
6～10 年	84	（4.6）	9.70	1.900		
11～15 年	149	（8.2）	9.48	1.999		
16～20 年	5	（0.3）	10.00	2.132		
毕业后是否参加更高层次学历教育					-1.074	0.283
是	1 348	（74.3）	9.35	2.182		
否	467	（25.7）	9.48	1.979		
毕业后参加更高层次学历教育的形式（n＝1 348）					3.072	0.047
在职	1 252	（92.9）	9.32	2.183		
脱产	68	（5.0）	9.71	2.015		
半脱产	28	（2.1）	10.18	2.358		
毕业后参加学历教育的时间累计					2.810	0.038
没有参加学历教育及不足 1 年	467	（25.7）	9.48	1.979		
1～3 年	669	（36.9）	9.50	2.186		
4～6 年	460	（25.3）	9.26	2.153		
7～8 年	219	（12.1）	9.11	2.204		
所在单位是否举办过职业生涯规划管理方面的培训班或讲座					2.364	0.018
是	950	（52.3）	9.50	2.164		

（续上表）

自变量	例数 （%）	均数	标准差	t/F 值	P 值
否	865 （47.7）	9.26	2.089		
现在是否有个人职业生涯发展规划				9.169	0.000
是	878 （48.4）	9.85	2.058		
否	937 （51.6）	8.95	2.109		
学生时期是否学习过职业生涯规划课程				4.806	0.000
是	394 （21.7）	9.84	2.259		
否	1 421 （78.3）	9.26	2.078		

（二）组织外竞争力的多因素分析

采用分类树分析组织外竞争力的影响因素。因变量 Y：组织外竞争力；自变量 X：年龄（岁）、工作年限、起始学历（中专、大专、本科）、现在学历（中专、大专、本科、硕士研究生及以上）、现在学位（没有学位、学士、硕士及以上）、专业技术职称（无专业技术职称、护理师、主管护师、副主任护师及以上）、行政职务（无行政职务、区护长、科护长、护理部副主任及以上）、工作后第一次专业技术职称晋升时间（至今未获晋升、5 年以内、6～10 年、11～15 年、16～20 年）、毕业后参加更高层次学历教育的形式（在职、脱产、半脱产）、毕业后参加学历教育的时间累计（没有参加学历教育及不足 1 年、1～3 年、4～6 年、7～8 年）、所在单位是否举办过职业生涯规划管理方面的培训班或讲座（是、否）、现在是否有个人职业生涯发展规划（是、否）、学生时期是否学习过职业生涯规划课程（是、否）。用 CRT 法建立模型，用自动法选择分类树的深度，母节和子节的最小例数分别为 100 和 50，树节拆分及合并的检验水准均为 0.01。

建模结果为：分类树生长深度为 3 层。第 1 层为现在是否有个人职业生涯发展规划，第 2 层为年龄和工作后第一次专业技术职称晋升时间，第 3 层为现在学位，见图 3－9。

结果显示：年龄是组织外竞争力的最主要影响因素，有个人职业发展规划并在工作后 5 年之内获得业务晋升者的得分最高（10.12 分）。与得分关系重要性居前 3 位的自变量分别是：年龄、现在是否有个人职业生涯发展规划和起始学历。各因素与组织外竞争力关系的重要性详见表 3－20 和图 3－10。

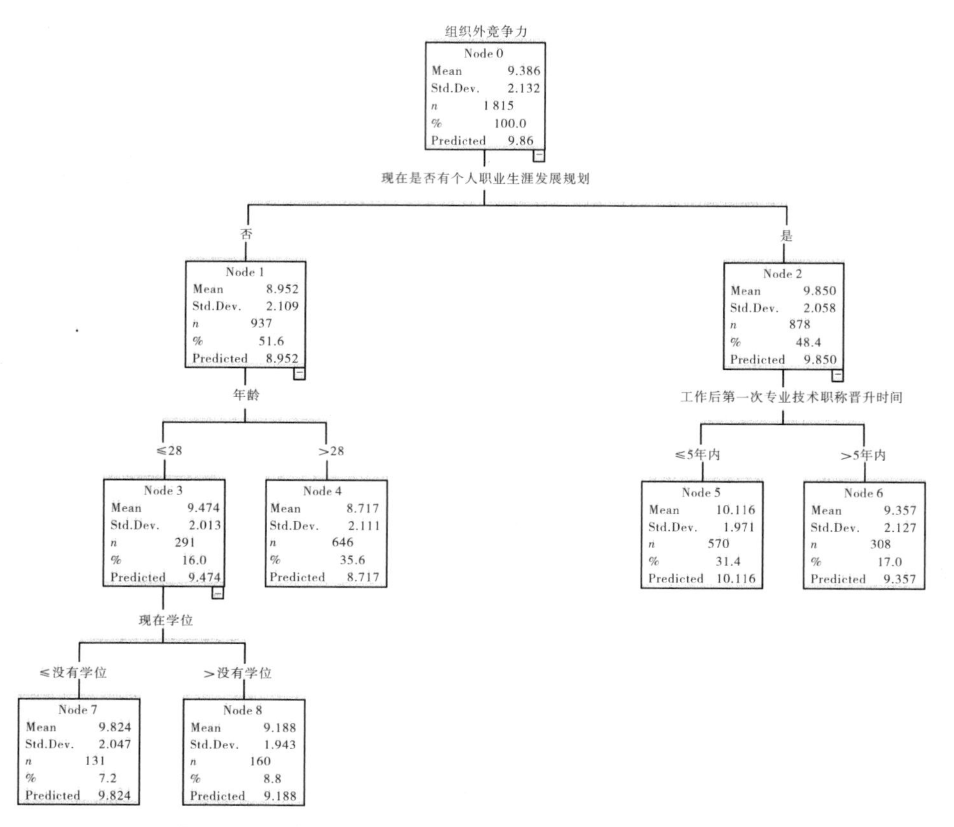

图 3－9　护士组织外竞争力影响因素分类树模型

注：“＞没有学位”即有学位者。

表 3 - 20　护士组织外竞争力影响因素标准化重要性（n = 1 815）

自变量	重要性	标准化重要性（%）
年龄	0. 213	100. 0
现在是否有个人职业生涯发展规划	0. 201	94. 4
起始学历	0. 181	85. 0
工作后第一次专业技术职称晋升时间	0. 179	84. 1
工作年限	0. 161	75. 6
专业技术职称	0. 074	34. 8
学生时期是否学习过职业生涯规划课程	0. 072	33. 6
现在学位	0. 049	23. 1
现在学历	0. 035	16. 5
毕业后参加学历教育的时间累计	0. 030	14. 1
毕业后参加更高层次学历教育的形式	0. 018	8. 3
所在单位是否举办过职业生涯规划管理方面的培训班或讲座	0. 015	7. 0
行政职务	0. 012	5. 6

生长方法：CRT

因变量：组织外竞争力

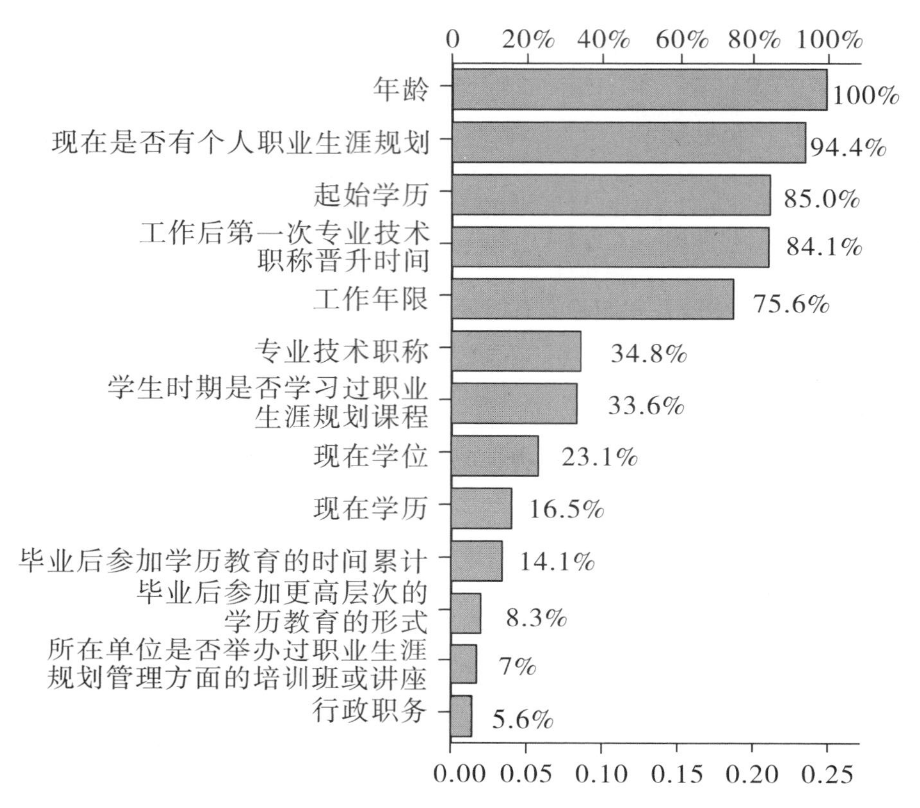

图 3－10　护士组织外竞争力影响因素标准化重要性

第五节　护士职业生涯体验质性研究结果

一、访谈对象

为了分析影响护士职业生涯发展的深层次原因及护士职业生涯感受，探索促进职业生涯发展的途径，本研究运用质性研究方法，对研究对象进行深度访谈。采用目的抽样、强度抽样和方便抽样方法进行抽样。在问卷调查期间自愿留下联系方式、有保持联系和继续参与研究意向的调查对象中抽取受访者，以保证质性研究所选择的访谈对象具有良好的同质性。受访者工作单位均为广州地区的三甲医院，受访者人数共计 20 名，访谈时间长度从 27 分钟至 132 分钟不等，访谈总的时间长度为 1 445 分钟，平均每例访谈时间长度为 72 分钟 15 秒。

本研究受访者均为女性，年龄 25 ~ 44 岁，均已婚；工作年限 2 ~ 22 年，其中工作年限 10 年以上者 12 名；专业起始学历为本科、大专和中专的人数分别为 11 名、5 名和 4 名。

二、访谈结果的分析

运用内容分析法对资料进行分析。每次访谈结束后即对访谈录音进行文字转换，经双人核对，对资料进行反复阅读以获得对访谈内容整体脉络和思路的把握。研究者对资料进行编码，归纳提炼主题，最后返回受访者处确认求证研究者对访谈内容的理解，保证研究之有效性并确定主题。

通过对护士职业生涯感受的深度访谈，研究者在数据分析中发现，受访者主要在职业成功感、职业挫折感以及个人职业竞争力等方面提出了自身的职业生涯感受和想法。研究者在这三个方面提炼出主题和分主题。

随着访谈的不断深入，受访者在护士职业生涯阶段性方面提出了自身的体会和看法。对访谈数据的分析表明，护士职业生涯阶段性的主题和分主题具有鲜明的职业特殊性特征，见表 3 – 21。

表 3－21　护士职业生涯感受主题及分主题

主题 1	主题 2	主题 3	主题 4	主题 5
主观职业成功感	**客观职业成功感**	**职业挫败感**	**职业竞争力**	**职业生涯阶段**
自我认可	能力强	职业倦怠	职业规划	职业起步期
专业认可	他人认可	价值感缺失	业务素质	职业发展期
专业成长	职业特性	职业平台缺陷	教育背景	职业滞缓期
		薪酬不公	家庭关系	职业高原期
			职业教育	

三、护士职业生涯体验的分析结果

对护士职业生涯感受的访谈分析产生了 5 个主题：主观职业成功感、客观职业成功感、职业挫败感、职业竞争力、职业生涯阶段。

受访者认为，职业成功感包括主观职业成功感和客观职业成功感，并且各自有不同的维度。

成功感应该是两个方面。一方面是外界对你的评价，就是你要获得外界对你的认可才算成功；另一方面就是自己对自己的认可。例如我的学生很优秀，我教出来的学生很受欢迎，但是“我成功了”可能是我内心（的感受）。所以成功也有两个层面，一个是别人认为的成功，一个是自己感觉到的成功。(3 号)

主题 1：主观职业成功感

在职业成功感上，主观感受非常重要，这与客观上可以直接衡量的因素（如工作的强度、收入的多少、职位的高低等）不一定有必然的关系。

自我感受指标在所有的评价指标里占的位置对我来说很重要，当然这对我来说很重要。自我感受呵，就是说有可能别人觉得你的收入也不高啊，你的职位也不高啊，你工作又那么辛苦啊，但是你理解的不成功在我看来并非不成功，我觉得很满意啊，我很愉快啊——主观的成功。是不是？你怎么看是你的事，我是我啊，所以这个主观感受很重要啊。(5 号)

分主题 1：自我认可

影响主观职业成功感的主要因素之一，是护士对自身的认可，能及时调整心态和保持良好的心态。

有些人觉得当护士长是当给别人看的，是证明给人家看的。过分强调客观的东西，这就关乎你的心态了。一个人的心态决定一切，比如你怎么看。现在社会上对护士有那么多的误解，不单是对护士，对医疗行业都有那么多的误解，所以说好的心态是成功的一半，我想是有道理的。还有呢，现在有些东西很功利，社会上很多功利的东西会影响你。就是刚才说的，别人看我很成功，但我心里很扭曲，人家对你的认可可能是功利的，会影响你，你的心态能不能平衡起来？护士成功不成功有主观感受。主观方面也有两个方面，一个就是主观上确实很愉悦，是层次比较高的，这种心态比较好；还有一种横向比较，看到她这样子，我这样子，我觉得比她好，这种实际上也是正常的。对比的话，我觉得有它正面的东西，也有它负面的东西。我是觉得我尽了努力，取得这样的成果，我就成功了。(18 号)

同时，与他人的比较如果不够理性，可能会引起负面的感受。个体必须根据自身的实际情况制定合理的职业生涯目标，并随时加以调整，才能保持心态的稳定，提高个人对自我的认可程度。

我跟人家比，某某读博士啦，我还没有；人家评教授了，我还没评。像这种对比，主观上可能是负面的，而且会导致你产生负面的情绪。能不能认清你自己的位置，你定了什么目标？你还要在这过程中不断修正自己的目标。定下的目标达到了，就有比较成功的感觉。但是你要看目标定得怎样了，客观不客观，符不符合自己的实际，符不符合现实的情况。这点很关键。有时候很多人觉得自己能力很强，但没看到客观的情况对你影响蛮大的……没办法啊，环境是这样。所以我经常说的一句话是，改变你能改变的，适应你不能改变的，这很关键。（3 号）

分主题 2：专业认可

对专业的认可是影响职业成功感的一个重要因素。受访者指出，个人对专业的热爱与否关系到其是否能把工作做好及其职业发展。如果护士不能热爱自己的专业，就会对个人职业生涯发展以及成功感产生负面的影响。发现护士职业的优势是促进护士专业认可的关键点。

首先，至少你不能讨厌这个专业。凡是那些要辞职的，我基本上都不拦。为什么？不喜欢！没意思的，发展不起来的，她没心思啊。首先不能说很热爱，至少当它是一份工作才能做下去，这是最基本的。对！这是第一个，至少对这个专业得认同。（16 号）

护士对专业的认可需要一个过程。护士在学校教育阶段以及工作过程中，在同行及高年资护士的行为影响下以及护理管理者的激励中可以逐步形成和完成对专业的认可。

开始的时候不认可这个专业，但是在工作过程中慢慢认识了这个专业。(3 号)

我就在想，对护理专业的不肯定也是因为我没学习，实际上多看点书，多看专业的书，深入进去就会觉得很有意思。因为我学习以后才发现，原来还挺有意思的，也是有影响的。(9 号)

分主题 3：专业成长

主动学习，不断丰富自身的理论知识，并把所学知识和理论运用到职业实践中去，学以致用，能使护士获得个人职业成功感的体验。

我觉得成就感来自护士肯学肯干。这种成就感要看护士本人有没有去学、去干这种理念。护士要得到成就感，首先自己要去学，要有一定的专业知识才可以达到这一点。从另外一个角度，要让绝大多数护士有成就感的话，还是要我们的领导者或者教育者去教育护士。自己有一技之长以后实施给患者，才会有这种价值感和成就感。(2 号)

对于如何评价护士成功的问题，受访者认为，进取是成功护士的重要特征。富于进取心、拥有学习机会并在专业上不断取得进步，能使护士个人获得职业成功感。由于专业的快速发展及其特殊性，不具备自我学习能力和学习主动性的护士不可能在专业上获得成功。

护士必须有进取心。是啊，这点是很重要的。(18号)

我觉得做护士一定要有自学能力，有继续增进自己的能力。这是一定的。为什么？其实学校里学来的是基础，在医院里要学习的东西太多了，你没办法不学习。所以终身继续学习的能力很重要。相对来说护士整个行业都弱，但是必须有学习的能力才行。(6号)

主题2：客观职业成功感

分主题1：能力强

从客观的角度看，成功的护士首先具有很强的工作能力，主要包括业务能力和沟通能力，并且在业务晋升上更具有优势和机会。

业务能力领先是护士职业成功的重要客观指标之一。其中，受访者提到，护理工作必须体现其专业性和自身价值，护士应有自己的专业方向，尤其是专科护士的工作，能得到其他护士以及医生等医学领域专业人员的认可，体现了护士的客观职业成功感。

成功的护士，第一，业务应该是很棒的，就是说科室里面其他同事承认她的成绩，这是第一点。(4号)

会寻找适合自己的方向去发展，找到自己的方向，发挥长处。其实不单是护士，每个人都应该是这样子。你把自己的长处发挥出来就是成功了。(3号)

现在很多医院在开展专科护士的学习，这些护士回来之后已经在各个专科成为小专家，比较有特色。这样护士的价值就体现出来了，而其他护士看到之后，也很想成为这样的护士——一种榜样的作用。同时给周围的管理人员和医生一种崭新的形象，觉得护士可以做得这么精彩。(1号)

在业务上不断获得晋升，说明护士综合素质水平高，是护士职业成功的客观表现。

当然，晋升的时候那么多条条框框，什么科研论文呀、英文考试呀等等，她能过关，能够顺顺当当地就晋升，那就是面面俱到的。我觉得她是一个成功护士。比如说临床教学呀、科研能力呀、护理工作呀，她得心应手，很典型的、很理想化的成功护士。(2号)

从个人的发展来说，我觉得职称方面的晋升，当然是靠自己的努力。自己很努力，晋升很顺利的话，这是个人的成就了。(10号)

由于护理工作面对的是人，包括患者、同事等，沟通能力的高低会影响护理工作的效果。所以沟通能力被视为成功护士必须具备的重要能力之一。

沟通能力是很重要的，开朗的个性也很重要。我做了那么多年护士长，看过有几个个性过于内向的人最终在护理这个行业走不下去。当然这是个案，但是我觉得护理行业是必须跟人沟通的，跟患者沟通，哪儿都要沟通。一个好的护士一定要具备沟通能力。沟通能力不强很难融入集体里。要是没有沟通，绝对做不了护士

的，我就是这么觉得。(6号)

分主题2：他人认可

得到认可主要是指来自患者、同事以及单位管理者的肯定，受访者把来自这三者的认可视为客观职业成功感的重要内容。

成就感，除了收入这种物质的成就感之外，还有哪些呢？精神层面的，包括很多种，像同事的认可、患者的认可，甚至是医生的认可，或者是领导的认可，这些都是一种成就。(15号)

通过运用自身的专业知识和技能，对患者实施干预，使患者病情得以恢复，体现护理的专业价值及其影响力，进一步得到患者及其家属的肯定，是护士获得专业成功感的直接而关键的因素。

因为这是个服务行业。如果患者对你的评价好，这也是一种成功。这是很关键的，它就是一个最直接的东西！(18号)

最直接的就是患者的反馈，其实在临床上，哪怕患者一句赞扬或者是一张小小的卡片，就可以让工作的热情和激情被激起很长一段时间。(14号)

医生及周围同事的认可体现了护士在专业上的成就，也是护士职业客观成功的体现之一。

科室的护士医生都觉得，有什么困难就找自己，很有一种满足感。在患者的心目中有“这个护士是不错的，是口碑很好的，我很相信她”这样的感觉。跟同事之间相处得很愉快，就是很受

欢迎的那种，跟同事相处，给人感觉自己是核心的，自己在科室是很重要的，不来会有很多人想念的。（4号）

管理者在机构中起组织、协调的作用，其对护士工作的肯定客观上使护士感受到被重视和鼓励，产生积极的职业体验。相反，如果管理者不关注护士及其工作，则会导致护士的成功感缺失。

上级，上级很重要。上级的支持也是很重要的。（6号）

如果你的领导不是那么看重你的工作成就，久而久之，就觉得没什么成就感，只是为钱而工作，这只是一份职业而不是事业，作为一份职业我就只是这么做了。（5号）

分主题3：职业特性

受访者认为，护士是专业性强的高层次服务性职业，护士工作的专业性、技术性、服务性以及客观上对人的健康的影响，使护士在从业过程中获得了良好的职业体验。

专业性意味着不可替代性，与医生相比较，护士对患者的关注侧重点有所不同，护理更富有整体观和人文关怀，护士与患者接触时间最多。这些特点都体现了护士职业的相对独立性以及其不可替代性。但同时医护是一个有机整体，不能分开。

护士关注的跟医生不一样，她关注人性那块……我不是说医生关注不好，我觉得关注点不一样。其实医生更关注病，护士更关注人，护士关注的比较广，所以这是两回事了。护士研究整体的人，关注的面广，干很多事情反倒有她的优势。比如从健康教育、心理护理这个角度来说，如果她能参与到卫生决策方面的

话……对整个医疗体制来说肯定是有帮助的，因为她关注的问题更广，而且关注的问题可能更平民化、更人性化！（3 号）

护理实践不仅具有很强的专业素质要求，而且由于其面向人群解决健康问题而具有服务性的特征。

这个职业，我认为它起码是一种服务类的行业吧，为人提供服务，而且是一种比较专业的、要求比较高的服务。（1 号）

21 年下来，我觉得这是帮助人的专业，这点我个人是比较认可的。你要看到这份职业闪光的地方。比如你真的帮助了患者，他获取了关于健康的知识，他从你的身上学到一些保健方面的知识，然后改变生活方式，自觉地寻找专业的保健知识去改变他的生活方式，提高生活质量。（3 号）

护士的职业奉献特征也体现护士职业成功。

我觉得它真的是一个很奉献的职业，对患者也好，对医疗工作也好，确确实实是很重要的工作。你看现在这份职业好像附属于医生，护士很多时候其实在默默做英雄，还是很认真很敬业地在做，但是很多时候患者感谢的是医生，没护士的份哦。我们在后面三查七对啊、慎独啊，做了很多，很认真地做，其实就是一种默默的奉献。（5 号）

主题 3：职业挫败感

护理工作在整个卫生服务领域中具有十分重要的地位，其专业性无可替代，“三分治疗，七分护理”是医疗保健的共识。然而，在访谈过程中，受访者在表达作为护士的职业成功感的同时，也提到护士的职业挫败感。根据对访谈数据的分析提炼，发现护士的职业挫败感主要源于职业压力与倦怠、职业价值感缺失、缺乏职业发展平台以及薪酬欠合理几方面。

分主题1：职业倦怠

“辛苦”“累”是受访者提到最多的词语之一，用来说明护士由于工作量超负荷（劳动强度大、工作时间长）、夜班以及患者需求的多样性、其他不确定性服务需求等大体力消耗给身体带来的压力，使工作质量降低，影响个人的专业发展和职业成功感。

工作量超负荷主要是由于护士数量不足引起护士劳动强度加大、工作时间延长。长期超负荷工作降低护理工作质量和效率，护士体力消耗大，产生机体疲劳。

比如说一个护士，她想把工作做好的话，一天可以护理6个患者，但现在呢，因为床护比的关系，她必须面对10个患者或者是十几个患者，很多事情该做，但是没有时间，能把最基本的工作应付完就已经相当不错啦。所以，我觉得床护比跟护士职业生涯有很大关系。如果一个人，她在职业生涯中得到一个满足感，她有成就感，她会热爱它，她会想着继续把它做好。反之她觉得很多应该做的没有做好，而在疲于拼命，在做一些应付性的工作，纯粹把它当作一种挣钱的途径，养活自己的一种途径，那么对她的职业归属感就会有影响，她就会走。（1号）

夜班是护士职业不可避免的工作安排，但是由于夜班与人体生理活动规律的不一致性，长期和频繁的夜班导致生理和心理的疲劳，护士承受着职业带来的身心压力。

一个病区，我们的护士上夜班，一个星期至少上两晚的夜班。那自然，夜班对生理上的需求（有影响）。比如说半夜两点钟，正常人都在休息的时候，她要起床，那这种辛苦就是难以抵挡的吧。还有很多人因为睡不好觉，她不一定两点前能睡着，那这种累这种苦，是更加深重了。（2号）

如果是有家庭的话，压力很大，我身边的同事要上夜班，要顾及家庭，所以压力很大。以我科为例，夜班倒班很多，平均每个月要上10.2～10.5个夜班，也就是一个月三分之一的时间要上夜班。（4号）

护士直接面对患者，处理各种事务性或非专业性的问题，患者需求的多样性及其他不确定性的工作内容使护士随时处于工作应激状态。

讲到压力大，主要是来自面对患者、面对工作当中的一些具体的事情，经常要你去协调沟通，有的时候在协调沟通当中你就是一个受气包这样的一个角色。往往就是在处理很多这种工作当中，护士在医院里面没有自主权。内部运作不顺畅的时候会产生很多矛盾，几乎会压在护士身上。因为面对患者最终一环是在护士嘛，所以医生有什么做得不好的，它的不良后果可能不直接体现在医生身上，是护士去承担咯。什么药剂的也好，检验的也好，行政后勤有什么做得不好的，可能它是间接地通过护士来传递到患者身上，或者患者直接感受到医院所有这些不满都反馈到护士身上。（6号）

护士不仅在身体上承受超负荷的劳动量，其心理上同时还由于职业责任和风险大、医患关系紧张、媒体负面报道等的影响而产生巨大的压力。

2000 年以来，压力越来越大，各个方面吧，不光是整个医疗的环境啊，都不同我们以前，相比之下压力真的是越来越大，我的感觉是这样。现在觉得越来越明显，就是整个医疗环境的压力的问题。（4 号）

每一天都如履薄冰。有时候我们护士长也会开一些会议，讨论这段时间出现的问题，在讨论的时候大家心里面都有一种感觉，就是很恐怖，我们的工作真的很恐怖。（15 号）

由于长期超负荷的身心压力，护士产生职业倦怠。

护士工作体力上很累，精神上也有压力，但是毕竟是帮助别人的，按理说，心理上完全不喜欢这个职业的人不多的。往往觉得工作压力太大要走的，就是工作十年八年以后，或者说工作到一定年限以后，这个职业疲惫感太强了，她就会转行。那些做了十年八年、十几年要走的、转行的，其实就是职业疲劳导致的，我就是这么觉得的。（6 号）

分主题 2：价值感缺失

第一，护士职业地位低，缺乏有力的制度和运行机制保障。护士在医院中的职业地位受到管理者、医生和患者观念的影响。医院管理层对护理工作的意义缺乏认识以及重视不足，有关护士管理的制度得不到落实。医疗处于主导地位的运作机制影响了护士在医院中的地位。作为职业成功的客观指标之一，职业地位体现职业价值，直接影响护士的职业成功感。

护士在这样的环境里地位不高。首先人家要尊重你，主要是这样的一个环境。说真的，现在连医生们和患者都不怎么尊重（护士）啊。(4号)

造成这种情况，我觉得有一个很大的原因，就是整个医院，无论是哪家医院，对护士这个群体根本就不够重视。(15号)

卫生部对医院的政策既有一定的规定性，又有一定的灵活性，在总则里对护士的管理有一个比较合理的定位，但是它落实不下去——政府的投入不多，医院是靠自己在市场经济上获取利益养着这批人的。所以在医院里，院领导到底对这个政策执行多少？(6号)

毕竟他管患者，（患者）觉得医生才是决策人，用药、开单、治疗，做检查、下诊断的都是医生，护士只是辅助的。医生本身也是觉得他自己是比你了不起的。(4号)

第二，护士的职业独立性缺失。由于现行的医院管理体制，护士对医生的从属性明显。职业自主性不足、庞杂的非专业事务的困扰以及组织机构职业目标缺乏激励性等，使护士不能专注于本职工作，不能体现其专业应有的水平。护士的职业价值感受损，职业成功感降低。

我们的医疗模式，有一个很大的特点就是，医院是医生在管的。就是我们中国的医院体制，在这里医生是主导地位。护理人员管理着病房，（应该）占着很重要的比重，但是在中国就很神奇的，医院里是医生说了算。在这种情况下有一个问题，医生说了算，其实是把药、护、技给压了，压了我们的发展空间。这个不可否认是中国的现状。（认为）药、护、技就是做医生助手的，就是得围着医生运转。（6号）

护士纯粹是执行医嘱。这个决策是医生来做出的，我去执行，执行完了，患者感谢的主要是医生。护士这种成就收获感确实不是很明显。（1号）

让她们专注做护理啊！我们的护士承担着太多杂七杂八的东西，如果能把这些东西都解脱掉，让她们都专注于做护理的事情，成就感会更强一些。让年资低的护士觉得有目标可以不断地进阶。年资高的护士呢，也有一份责任和成就感。现在不论哪一个年资的护士，做到后来能做组长也就是一样的工作啦，跟低年资的人没有区别的，她就没有什么成就感。没有体现出来！一天到晚拿打不打得了针来作为一个评审标准。（6号）

分主题3：职业平台缺陷

首先表现在职业发展的制度不健全，护士在机构里缺乏制度保障。

没有制度保障。比如分层管理、分层使用，那么这些现象，这些问题，都直接影响我们护士队伍的稳定及护士素质的提高，这个很关键的，因为你没有给她们一个平台，这是由大环境造成的影响。这样一来，造成高层次的护士心理落差比较大，这一点对我们的护士是有影响的，包括待遇没有拉开、用人的问题没有拉开。没有分层管理、分层使用，高层次的护士没有施展才华的平台。（3号）

护士为什么会形成这种没有远大目标、没有自我发展动力的状况？就是跟我们的政策导向有关系，跟管理方向有关系。现在各个医院的内部运作都是大同小异，就是说医院的管理还不能说是很科学的，不能够做到各司其职。说什么专业的人做专业的事是没有实现的。(16号)

其次，职业环境不利于护士职业成长。护士缺乏一个允许在错误中学习和成长的宽松环境，同时，科室的氛围也会影响护士的职业发展。

没有一个宽松的环境让她在实践中去摸索，碰撞。为什么医生们终究都能够成长起来？我最近经常思考这个问题。我说我们没有给护士一个宽容的环境。其实医生做手术啊，或者给患者定治疗方案的时候往往也存在错误。当然他们也会受到处罚，医生也照样被处罚，然后接着再做手术，所以还是不断成长。但如果是护士出了一点点这样的事情，压力就很大。我不知道这个行业怎么看待这个问题。可能医生在行业中出现的这些不良事件，会被宽容。虽然被批得很狠，让他整改，但他还是照样做医生。我们护士这方面宽容度不够。(6号)

科室的文化氛围其实也是留住护士和让护士群体稳定的关键点。身边人对她们也有影响，跟我们领导、管理层有关。大环境对护士的影响是不是正确的？一个是主观因素，另一个跟我们管理层有关。能不能创造一个有利的大环境，一个宽松的、积极的大环境给护士，这点也是很关键的。(18号)

最后，护士需要终身学习，但缺少自由学习时间。外在职业环境的支持不足导致护士缺乏学习的内在动力，学习主动性不高，职业生涯发展受负面影响。

其实护士的工作压力还在于医学是一个终身学习的领域。这一点是很辛苦的。还有，我们跟医疗比起来，药、护、技有一个发展受限制的地方，在于它自由掌握的时间不多。就是药、护、技八小时在岗是必需的，药、护、技其实是绝对在岗的，八小时。(16号)

分主题4：薪酬不公

在从业过程中得到合理的薪酬，是对职业人员劳动的承认及其生活的重要保障，关乎劳动者的生存尊严。受访者认为，目前护士的报酬主要存在两方面不合理，第一是薪酬偏低，第二是同工不同酬。

现在很多的待遇问题都跟体制有关系，是吧？调动不起护士积极性，因为有体制在限制。他们总是说多劳多得，其实在临床里面、在医院里面很多时候是体现不出来的，它是没办法体现出来的。其中奖金分配那些啊，等等，并不是那么体现得出多劳多得。(5号)

作为衡量个人职业价值的客观指标之一，收入的高低在一定程度上体现了个人成功程度。护士薪酬偏低主要是与其劳动创造的价值相比较，得不到合理的经济体现。护士的劳动价值在经济上得不到合理的体现时，就会降低个人的职业成功感。

作为管理者，目前来讲，是希望从这方面改善，留下护士。

待遇是最基本的，让她觉得付出的劳动得到了相应的回报。当回报跟她的个人期望是一样的，这个人基本留得下来。我付出这么多，我值得吗？很多人往往是这样考虑的。(16号)

由于人事制度的规定，目前护士队伍中存在正式编制护士和合同制护士。她们在同一个单位里从事同样的护理工作，但是报酬是不一样的。当她们进行横向比较时，会产生不良的心理感受，得到较低报酬的护士感到自己的劳动得不到公平对待，产生不良的职业体验，不利于个人的职业发展，同时也对护士队伍的稳定带来负面影响。

现在护理行业同工不同酬的现象十分严重。现在所谓的有编制的正式的护士和没有编制的合同工护士收入差别是相当大的，但是大家做的工作是一模一样的，这样导致护士队伍十分不稳定，对整个护理专业来说不是一件好的事情。很多护士觉得这家医院收入高，我就在这家医院，明年合同期满啦，哪家医院（收入）高，就跳到哪家医院去。我想这对于她本身的专业发展不利，对于整个护理事业的发展也是不利的。(1号)

有一个不公平的就是它分正式（工）、合同（工）那些，就是哪个年代来的都是正式的，哪个年代来的都是合同的。合同工与正式工在待遇方面作比较，公积金会低很多，平时的院内津贴也会少很多，那肯定有些人就不平衡了。(11号)

主题4：职业竞争力

分主题1：职业规划

作为护士个人竞争力的要素之一，受访者表示，护士个人是否有自己的职业发展规划会影响其职业发展和在组织内外的竞争力。主要强调护士基于个人价值取向，对成长的自我责任感、主动学习和职业发展计划。

我觉得要把它作为一种职业，是要具有责任心的，我比较偏重于责任心。有责任心的人总不会出很大的问题。要强调责任心。(6 号)

对自己的前途是不是有一个规划？有些人没有规划，走一步算一步。而有些人规划得很好，这种规划包括以后的进修啊，学习啊，还有，自己在工作中有没有把自己（的才能）展现出来。肯定自己的责任很重要啦。是啊，每个人对职业怎么规划，首先自己要有一定的目标。浑浑噩噩过了，做一天和尚撞一天钟？我觉得这一点很关键！主观的努力是很重要的，很关键。然后就是认识这个专业，怎么去做啊，以后要达到什么样的目标，当然我们说的目标是不断地修正的。不管怎么修正，自己首先要有一个认识才行，三年五年有个规划，这是主观的。(3 号)

护士的职业生涯规划（有）很多方向，比如管理的方向啊，科研的方向啊，还有专科护士的方向，可以根据自己的特长去发展，就是说不一定要干到护士长、护理部主任才算成功，成功是多方面的。(18 号)

分主题 2：业务素质

根据访谈的数据分析，职业竞争力强的护士具有较高的业务素质，主要体现在职业道德和工作能力上。

首先，护士直接接触人群，影响人的健康，关系人的安危。职业道德是职业行为的指导，在护士职业实践中影响其行为的选择和实施。受访者认为，职业竞争力强的护士应该在慎独、同情心、耐心、细心、责任心等方面具有良好的表现。

首先，责任心很重要，就如我们校训里说的“慎独精神”。(9号)

竞争力应该是衡量护士职业成功的标志之一。怎么说呢，护士做得很好，最基本的就是职业道德了，那是一个底线。这职业真的是要负责任，对这份工作要很负责任。工作负责任、认真，就体现在你对患者的态度啦，过医嘱啦，三查七对，慎独，等等。认真负责的态度属于职业道德，是对患者态度的问题，有没有一颗同情心。对，这是最起码的。有些人工作中很厌恶患者，其实是很不可取的，真的很不可取。(5号)

其次，职业竞争力强的护士在专业能力上具有较高素质，如专业理论基础、临床工作和科研能力等。

现在发展科研也是很重要的，如果护士能从这方面得以提高，对她也是有好处的，这就是更高层次的成功。(18号)

分主题3：教育背景

在社会对护理质量要求日益提高的背景下，护士个人的教育背景成为影响其个人职业竞争力的重要因素之一。受访者指出，护士的学历、学位及教育背景是组织机构衡量护士职业能力的重要指标。同时，受访者从护士队伍总体的角度，指出教育背景是护士队伍职业竞争力的重要条件。目前，由于教育背景的不同，护士队伍所受教育层次总体上比较低，而且水平参差不齐，导致护士职业与医药卫生领域其他职业相比，整体竞争力不足。

我经常思考自己的竞争力，因为我们也存在一个转正的问题，我就在想转正不了怎么办？就在想竞争力的问题。首先，学历是一种竞争力，就是在学校接受规范化的培养。这就是一种很强的竞争力。还有基础，实际上就是理论联系临床，很重要。有这个基础，在临床上又能把能力发挥出来，这个很重要，也是竞争力！教育背景是一种竞争力。(9 号)

目前我得到的一些信息，我看到的，我了解到的，像我们学校的学生，都是（来自）比较边远的、比较贫穷的地区，她想以后能够在大城市工作，留下来，所以她来学护理专业。而这些生源整体的基础相对来说与其他的一些专业（比较）是有一定差异的。这种情况下，实际上就影响以后护理队伍的质量。不能招到很好的学生，生源不是很好的话，底子已经在这里啦，培养出来以后，整体的护理队伍质量也会受影响。如果社会加大宣传（力度)，通过鼓励或者政策，支持更多优秀的学生进入这个队伍，成为我们的生源，整体素质以后也会提高，所以这个需要很多很多的激励政策。(1 号)

受访者认为高学历是成功护士的标志之一，所以，护士必须不断提高自身的学历水平。

读完大专就读本科，读硕士，到时候读博士……就是从学习和学历、从深造和学术、从知识方面去发展。(3 号)

当然时间允许的情况之下，能够再去，读个硕士呀，读个博士啊，那也是很不错的。(2 号)

客观上，受良好教育的护士来源不足，影响护士队伍职业素质。

护理是一门专业，专业知识要足够，基础培训很重要。其实在学校的教育决定了整体的护理专业的水平。这几年临床护理水平绝对是下降的，就跟教育扩招有关，绝对是！学校这样培养出来的人，临床怎么用？但是每个人毕业出来都拿着一个护士学历的证书，她就可以来应聘。这个社会又是“以貌取人”的，老是看“外形”来挑。大家都是大专毕业、本科毕业，其实很多本科生连中专生都不如。所以我个人是这么讲，其实要想把护理的质量提升起来，先要抓一下教育吧。其实这些问题不只是护理的，医疗上也有。现在这种扩招带来的结果，除了证书好看了之外，就没什么实际好处了。现在很多好用的人，说得不好听，以前也是中专的。在本科学历里面，明显的，就看得出来，就那么十几所院校教出来的是好一些，其他的都别指望。所以扩招在我们医疗行业里面，真的没看出有什么好处。(6号)

分主题4：家庭关系

除了组织机构中同事的关系，护士在职业发展中来自家庭、朋友及其他社会人群的关系也对其职业发展产生极大影响。

目前，我国的护士队伍以女性为主体，女性在从业中更多地面临性别关系带来的压力，如家庭中的妻子角色、生育责任等。护士能处理好在家庭中的角色关系是提高其职业竞争力的重要因素。良好的家庭关系是护士职业发展中积极的影响因素，主要是指家人给予的理解、支持及护士本人有能力处理好与家庭成员之间的关系。

比如她的家庭啊，交友问题啊，是社会网络、社会交往的问题。个人主观上怎么去认识这份职业，职业能带给你什么，在这份职业过程中怎么建立人际关系，怎么样的人际关系才更适合职业生涯的发展，我觉得还是很重要。（3 号）

职业发展的过程当中很多因素也会影响，比如有的护士有专科护士进修培训的资格或者条件，但是考虑到家庭，比如小孩太小或者是不能分身，她们会放弃机会，那么对她的职业生涯肯定是有影响的，可能机会就是这一次，所以在取舍方面家庭也是很重要的影响因素。（14 号）

分主题 5：职业教育

为了使护理学专业学生能自觉进行职业生涯规划，受访者认为，职业生涯教育能使学生在学校教育过程中认识职业规划的意义，获得职业生涯规划理论知识和方法。对从业后护士自我职业规划、管理，增强个人职业竞争力和促进个人职业发展起积极作用。

首先，培养职业判断力。受访者指出，由于受到外界的影响，护理学专业的学生对职业选择缺乏判断力，产生专业迷失。受访者认为护理院校的教师通过教育活动能影响学生的职业判断力，有必要在护理院校开设职业生涯规划课程，并认为这会对学生的职业判断和专业素养产生积极影响。

对学生进行职业生涯方面的规划教育有必要。因为学生出来要自己摸索，摸索过程很漫长很曲折。虽然人生大道理都说曲折的好，但是太曲折的话对学生会有损害，我总是这样认为。所以老师指点一下迷津的话，学生对自己的提前规划会不一样。我这个规划都是后来才摸索的，这要花多少时间？还有很多事情去磨

炼，就是闯得头破血流才得出那么一点点的经验，谁告诉你？（11号）

现实因素影响学生的职业判断力，周围人士的态度等影响个人的职业生涯发展。

因为我们所处的时代，所接受的信息太多了……像现在社会的浮夸啊、功利啊，对学生的影响是很大的……她就会迷失自己，不清楚自己的位置，就觉得自己考上大学，干吗要读护理专业呢？这种信息太多了！所以接触对护理教育负面的东西，她进来以后就很迷茫。（3号）

当然除了主观以外，客观也是有影响的，身边的人的影响是很关键的，比如说学生出去以后经常会给我反馈回来一些信息：哪个老师很好啊，什么什么。我说那就好了，你遇到一个好老师了。但有些整天跟我说，老师叫我跳槽，她就跟着抱怨了。老师对她还是有影响的。（18号）

首先要有教材，有教材就比较规范、正规。因为她们一片空白，真的不知道护士是干吗的，如果还没到病房（工作）的话，她只知道社会上的一些流传（的话），她体会不到，还没来病房之前体会不到。如果在学校，老师灌输这方面的思想，她可能慢慢会认识，又不一样。慢慢就会接受这份职业吧。（10号）

其次，强化职业价值感。护理教育影响学生的职业认可度，教师能强化学生的职业价值并相互影响。在学校教育阶段，通过一定的信息平台向学生传达教师的工作成绩会影响学生的专业认识，对学生专业认可的形成产生积极影响。

作为老师不断地跟学生强化，学生需要这种东西。而跟学生强化的过程中实际上也强化了自己对护理专业的理解。这是相辅相成的，就是你不断地教学实际上也不断强化你对这个专业的认识。(3 号)

再次，开设职业生涯规划课程。职业生涯规划课程对学生的职业认识和规划起指导作用，促进学生的专业发展。

职业生涯规划课程呢，我们那不叫职业生涯规划，叫就业指导。可以给学生一个（指导），就是怎么就业啊，对职业生涯怎么规划的问题，要给学生很正面的东西——要清楚护士是干什么的，可以从正面引导学生认识护理专业。(18 号)

说真的，对她们以后的职业有帮助。有这样的资源，有这样的人员，当然是最好的。说怎么去规划、怎么去做，这个指导是非常重要的。(14 号)

我觉得辅导还是必要的，尤其是本科学生。一开始的那段心理调适（时间）降到最短，给她明确的职业生涯指导，可以不浪费那么多时间，不走那么多弯路，可以直接进入角色，我觉得是有必要的。像我们毕业的时候对这份职业一无所知，学校的老师也没给我们讲，之后都是通过自己的调适，也许有人调适好了，有人（调适）不好就离开了这份职业。我觉得这些课程都是需要去设置的，让大家有目标，不要工作得这么麻木。(15 号)

学校必须开设职业生涯规划课程，使学生在学习的不同阶段接受职业生涯规划教育，通过职业生涯规划课程引导学生正确和理性地对待职业问题。通过职业生涯规划教育，使学生具有职业规划的理论基础，同时对护士职业有理性和客观的认识，对学生以后的职业选择具有主动和积极的影响作用。

护士在学生时期就接受职业生涯规划方面的教育，提早了解一下职业生涯发展会有些什么阶段，（各）阶段大概是怎么样，到医院从事护理工作有些什么发展，告诉她有哪些阶段，有什么过程，为了达到某个目标应该进行什么学习，再教育有些什么形式，等等，可以怎么样应对这些问题。(5号)

应该是连续的，而不应该集中在某几天把它讲完。比如说一年级应该讲什么，到了二年级进入专业学习了应该讲什么，三年级进入临床见习应该讲什么，要就业了讲清楚目前就业的形势。现在社会上有些负面的东西影响我们的正确理解，要教学生怎么对待这些负面的东西，怎么去看这些影响，怎么沿着既定的职业生涯规划走下去。关键是教育者要教给学生站在专业的角度，从一个人发展的角度来说，其实这个也是对专业的提升。就是说当遇到一个两难的问题的时候，你怎么去看，怎么去分析两难的问题带给自己的利弊。(18号)

最后，进行具有针对性的职业生涯规划教育。受访者认为，针对性地进行职业生涯规划教育能稳定护士的职业思想，帮助护士应对职业发展中出现的问题。

应该是不同阶段有不同的指导。先告诉她护士到底干些什么，发展方向有哪些，可有哪些选择，这些方向当中有没有她特别喜欢的。如果她一早就发现有一个方向是特别喜欢的，她的目标就会非常的明确，学习起来也有热情，不会处于很迷茫的状态。一开始的时候可以先考虑这些，再根据不同的阶段安排不同的教育。就业的面试指导其实相对我们整体教育来说反而最不重要，只是为了提高就业率。对于整个护士生涯的发展规划，我觉得前面的工作更重要。(14 号)

我觉得大二下学期就可以开了。因为大一和大二的上学期学习的是医学的入门知识，真正学护理知识从大二开始，了解职业也是从大二开始的，而且学生的心智开始慢慢地成熟。大三开始太晚了，大三已经开始接触临床实践了，所以应该是从大二（开始）吧，从大二开始就一直开，而且这三年的内容有区别。比如说大二告诉学生护士是干什么的，要做好准备，上了临床就跟所有的护士一样要从打针发药开始干起。大三开始告诉学生护理专业研究哪一些问题，也许工作之后就要从这一方面深入研究、发展，可以具体规划到哪一个阶段成为什么样的人。(15 号)

主题 5：职业生涯阶段

随着访谈的不断深入，受访者表达了护士职业生涯发展的过程具有阶段性的观点。这是本研究在质性访谈过程中的发现。

护士职业生涯发展具有阶段性，而且在不同的职业发展阶段具有不同的特征。

人生的不同阶段对职业生涯的需求肯定不一样的！比如说年轻时更多地注重学历啊，学位啊，到了一定年龄以后就要想想自己专业方面了，到中年以后就会想怎么去沉淀啊，怎么把经历沉淀下来。关注的肯定是不一样的。(3 号)

护士从开始进入医院一直到退休是一个很多年的过程，她们在不同的阶段里职业特点、需求应该是有不同的，会不同。就是

30岁以前求知欲很强，是学习吸收的一个过程。30岁左右呢，就生孩子了，就是，真的是分化。有一部分人重心偏向家庭啦，当然工作她也是很认真在做的，小部分人这个时候会向管理岗位发展。(6号)

分主题1：职业起步期

护士专业起步阶段注重打专业基础。在这个阶段，刚入职的护士勤奋好学，积极工作，在业务基础、学历提升、专业实践等方面都努力进取。但是也不排除部分护士因为对专业的认可度低而出现重新选择职业的情况。

在临床的时候，30岁之前应该是有一个基础，最起码30岁之前学历应该提高到一定的层次，应该提高到一定的程度，你才有基础嘛。(11号)

刚毕业……没有具体年龄限制，一个比较模糊的阶段，大概是在毕业到成家、生小孩这个阶段，我认为是冲劲最强的时候，就是说只要给她机会，她都会努力去做、去进取、去晋升。在这个阶段中冲劲是最足的，在培养方面这个时间是最关键的。但是到了28岁到35岁以后就不一样。(14号)

我说，最多两年。如果你在护士职业耗个三四年，最后不干了，对个人来讲其实是不值得的。来了你就做好自己的职业规划，人生的规划。第一、二年就想好做不做护士。对，这是两个要考虑的方面。护士在三到五年之内呢，就是结婚生育期之前，重点在于学习专业知识。因为她们原来在学校学的是基础，临床需要用的知识还是很多的，她需要去补充这些专业知识和专业技能，这段时间我觉得是重点。(6号)

分主题2：职业发展期

把护士作为自己的职业选择、打好专业基础之后，护士开始了理性确定专业方向或专业目标的职业发展阶段。在职业发展期，护士不仅完成专业方向的确定目标，发展自身的专业水平，而且期待或实现对周围同行的影响作用，成为专业的指导者角色。

随着对职业慢慢深入，这时候就不局限说受学生欢迎，还要在某一个领域中了解更多的知识，要有所成就。到了管理层次就要想另外一个问题了：我这样子做得最好都没有用的，因为我影响很小。培养人是其中一个方面，另一方面是要影响人，影响你所在的周围的人，影响你的上级，希望能影响一点点吧，就是为了这个专业。(3号)

最起码就是，40岁以前应该是不停地奋斗，那个时候的脚步没停过，因为我身边的人是这样子。(5号)

过了（婚育期）以后，慢慢会转移回工作当中，这个时候会涉及科室当中比较重要的岗位。(6号)

分主题3：职业滞缓期

在职业发展期间，职业滞缓期是护士的一个特殊阶段。目前护士群体以女性为主，由于性别差异，女性承担着生育的责任。在孕产育阶段，护士的职业生涯发展出现阶段性的滞缓。

到了结婚生孩子，对女人来讲就是人生一道坎啦，所以这个时候重点会转移开的，重心会稍微移向家庭。(16号)

30岁到40岁这个阶段，特别是三十五六岁这一段时间，小

孩读书了就是以家庭为重心。(6 号)

进入刚生完小孩或者是小孩还小的这个阶段，基本上就处于求稳的阶段，就是能够保住这份工作，保持原有在科室中当护士的地位基本就满足了。就是说即使有学习进修的机会都会放弃。对，主要是求稳就可以了，不至于从主管护士跌回到普通护士就可以了，不会进一步去做什么专科护士啊什么的，在这个阶段，在小孩子四五岁之前吧，不会考虑这些。如果是以本科生来计算的话则是 28 岁到 35 岁之前吧，它有一个跨度嘛。(14 号)

分主题 4：职业高原期

作为职业发展的顶峰时期，职业高原期出现在护士职业发展期之后。这一阶段，护士职业生涯发展普遍处于难以自我超越的状态，达到职业的高峰水平，能力、经验积淀下来，职业状态稳定。在职业稳定时，护士缺乏新的职业目标，职业发展动力不足，而本职工作得心应手，所以出现了“安逸”状态，维持至退出职场。

一个很明确的分水岭是什么？40 来岁开始就会往下掉，就不往上走了，学习也没有动力了，工作也没有动力了，得过且过了。就一般护士来说，工作安安稳稳，尽职尽责完成即可。35 岁过后，女的想变化的不多，不想变化的，在固定的岗位上，工作也是比较顺心、熟练。(16 号)

三十七八岁或者往后，则进入安逸期，我跟你讲，真的好安逸，就追求安逸了。30 多岁就要上了，再不上就到安逸期了嘛。就是你想用她，她也不想上了，就是这种。一直持续到退休，很安逸的。所以现在真正的职业生命就已经很短了。我们的护士 40

多岁是一个安逸期。(6 号)

大多数到35 岁以后就停滞不前了。作为一种职业，就是35 岁到高原了，这批人从35 岁到55 岁退休期间，真是日复一日的那种感觉。(9 号)

40 岁之后肯定是家庭事业并重咯，已经达到一个顶峰了，要维持那种状态。(11 号)

同时，在职业高原期，对部分护士而言，可能出现拐点，主要是指其职业出现向另一个高峰发展的可能，例如少数护士可能成为更高层次的领导型人物。

其实呢，就是过了30 岁生完孩子这一段，也有一部分，就是刚才讲的，一开始就有心做管理啊，上进心比较强的人，哪怕生了孩子，她这方面还是会努力的。意味着这一阶段还会分化！就是有一种偏离家庭型的人。这一帮人呢，即使承担家庭压力，还是想往上走。因为做了五六年后，相对已经成熟了，是相对好用的一个阶段了。因为生完孩子了，没有中断去休假，这个阶段往往就是极小部分优秀的人走向管理部门的岗位上，现在是这种趋势的。其实我跟你讲，40 来岁是一个黄金期。(16 号)

第四章　汇总分析

第一节　护士的基本情况

一、一般情况

（一）性别、年龄及工作年限

女性被调查者占98.3%。被调查者年龄均数为31.61岁，最小20岁，最大47岁；工作年限均数为10.87年，最短1年，最长22年。

对比卫生部统计数据，我国护士以女性为主且35岁至44岁年龄段的护士比例较大。① 有研究指出，护士的工作能力与工作经验具有相关性②，而30岁至40岁是护士发挥作用的最佳年龄

---

① 中华人民共和国卫生部.2011年中国卫生统计年鉴［EB/OL］.[2013－01－16］. http：//www.moh.gov.cn/htmlfiles/zwgkzt/ptjnj/year2011/index2011.html.

② CLARKE S P，AIKEN L H. Failure to rescue. Needless deaths are prime examples of the need for more nurses at the bedside［J］. American journal of nursing，2003，103（1）：pp.42－47.

段①。同时，我国一线护士年轻化并可能由此影响护士专业队伍建设、弱化护理专业技术骨干力量②；护理专业是一门依靠知识、技术和经验积累的学科，护士队伍的年轻化虽然有其自身的优势，但是人才梯队的建设不成熟限制护理专业的可持续发展③。针对我国临床一线护士人才梯队缺陷与队伍年轻化明显的现状，各级管理部门需完善护士管理制度，从专业发展机会、专业能力培养和职业发展的规范化管理等多方面为护士创造良好的职业环境，支持和帮助护士的职业发展。

（二）学历及学位

本研究中，被调查者起始学历以中专为主（占51.4%），大专和本科分别占22.3%和26.3%；现在学历以本科为主（占49.2%），中专和大专分别占7.8%和38.7%，目前仍然有绝大多数的被调查者不具备学位（占64.6%），显示护士在从业后，起始学历为中专、大专者选择继续参加更高层次学历教育，追求更高学历层次的特点。本调查同时也证实了这一点，被调查者的74.3%在毕业后参加了更高层次学历教育，参加更高层次学历教育者中92.9%是以在职形式完成学业的。被调查者中25.7%没有参加学历教育及不足1年，这部分被调查者主要是起始学历为本科的护士，同时包括了部分早期的起始学历为中专的护士。从教育背景来看，护士的起始学历偏低，这与我国护理起始教育以中

---

① 彭刚艺．广东省护理人力资源管理现状与对策［J］．中国护理管理，2004，4（2）：15－19.

② 彭刚艺．广东省护理人力资源管理现状与对策［J］．中国护理管理，2004，4（2）：15－19.

③ 顾昕．中国医疗领域中的人力资源危机［J］．国家行政学院学报，2011（6）：17－22.

专为主有关，与我国护士整体学历水平比较一致①，大量中专毕业生主要通过毕业后成人学历教育形式提高学历的趋势也得到国内其他研究的证实②。护士的现在学历与起始学历比较，层次及其比例有明显提高，在一定程度上显示了护士队伍学历水平有所提高。但是我国护士的教育背景与发达国家相比，还存在较大差距，同时我国护士主要通过在职成人学历教育而非全日制教育的形式提高学历层次，存在课程设置及内容重复、护士学习精力不足、业余学习时间得不到保障、各学校成人学历教育的办学质量参差不齐等问题③，难以保证教育质量和学习效果。此外，大多数护士在获得成人学历教育的本科学历之后并未获得学士学位，说明其学习效果、个人综合能力素质与全日制本科学生相比存在一定的距离。

护士教育背景是影响其职业素质的重要因素之一，开展高起点的护理专业起始教育、全日制护理教育、规范成人学历教育管理体制、组织机构提供合理的工作安排和必要的学习时间保障等可以更好地满足护士学历教育的需求，提高教育质量，改善护士

---

① 中华人民共和国卫生部．2011 年中国卫生统计年鉴［EB/OL］.［2013－01－16］. http：//www. moh. gov. cn/htmlfiles/zwgkzt/ptjnj/year2011/index2011. html.

② 尤黎明，万丽红，赵娟娟，等．广东省护理教育资源与需求及发展趋势的研究［J］. 中华护理杂志，2009，44（2）：101－105；郑显兰．我市护理人力资源现状和培训需求调查及其对策［J］. 护理实践与研究，2005，2（4）：1－3.

③ 中华人民共和国卫生部．2011 年中国卫生统计年鉴［EB/OL］.［2013－01－16］. http：//www. moh. gov. cn/htmlfiles/zwgkzt/ptjnj/year2011/index2011. html；刘吉成，吕颖．试析我国护理人力资源和护理教育［J］. 中华医学教育杂志，2007，27（2）：42－43.

的整体学历结构，优化护士队伍素质。

二、护士职业生涯发展情况

本研究被调查者中，对护士的职业成功感测量表明，护士的职业成功感评分均数为33.88分，略高于中等水平。被调查者所在医院是分布在广州市、深圳市、珠海市等珠江三角洲地区的三甲医院，这些医院集医疗、科研和教育的力量为一体，规模大，硬件设施和人才素质高，由此，对护士的职业素质要求较高。由于三甲医院的医疗技术力量大，患者数量多，护士在相对较高效的护理专业服务过程中体验较高的职业成功感，同时，也因为工作量大，工作强度高，长期超负荷工作，加上单位的职业要求高和职业竞争性强等因素而承受更大的职业压力。而研究中，被调查者的职业满意度评分均数为15.80分，接近临界值15分，揭示被调查者对职业满意度的评价持中立态度；组织内竞争力评分均数为8.70分，低于临界值9分，揭示被调查者组织内竞争力较低；深度访谈中关于职业满意度的影响分析亦证实，护士因为组织内管理机制不健全、组织支持不足、职业压力过大而降低了职业满意度。

（一）专业技术职称及行政职务

被调查者的专业技术职称以护理师为主，占一半以上（50.7%），高级职称者仅占4.8%，同时还有17.8%的被调查者尚未晋升专业技术职称。在行政任职方面，被调查者在工作后5年内、6～10年内、11～15年内获得行政职务的分别占6.2%、4.6%和8.2%。既往研究表明，行政职务是影响护士工作满意度的因素之一①，专业技术职称是护士专业能力和业务素质的重要衡量标准之一，能否获得相应的专业技术职称影响护士的工作满意度②。本研究的职业成功感测量结果表明，护士的职业满意度和个人职业内竞争力受到是否拥有行政职务和专业技术职称高低因素的影响，质性研究则进一步分析了其成因主要在于，专业技术职称集中体现了护士个人的业务能力和综合素质，是客观上评价护士职业能力的指标，专业技术职称的晋升需经过层层考核和检验，表明了护士个人在护理理论、业务技能、外语和科研能力上的水平，与此同时，护士在获得业务晋升时个人获得了良好的心理体验，也是主观成功感的重要来源。行政职务则从另一方面体现护士的个人才能，如领导才能、影响力和组织协调能力，同时，护士行政管理者在工作过程中拥有一定的可支配资源，如人力、物力、时间等，使其在客观和主观上具有更加强烈的职业成功感。

医院管理者应该从职业生涯发展的角度制定常规化的职业生涯管理制度，指导和管理新护士职业发展，使新护士在职业生涯开始时即能有意识地对职业生涯发展进行规划，并从制度层面支持和帮助护士在5年内得到业务培养，保障其学习机会和学习时间，为其业务晋升和参与行政管理创造条件。这样才能使护士在职业生涯上获得职业成功感，提高职业满意度并获得更高的个人职业竞争力，从而稳定职业发展的基础。从长期效果来看，能稳定护士队伍，促进护士队伍人才梯队的健康发展，并提高护理的质量。

---

① 柯彩霞，成守珍，林爱华，等.932名临床护士工作满意度的调查分析［J］. 现代临床护理，2012，11（3）：11－14.

② 王志稳，尚少梅，陈静，等. 北京市三级医院合同制护士工作满意度与压力源的调查［J］. 中国护理管理，2008，8（9）：23－26.

（二）职业生涯规划

超过半数（52.3%）被调查者表示，其所在单位举办过职业生涯规划管理方面的培训班或讲座。随着社会发展及卫生事业改革的推进，人力资源管理问题进入医院管理者的视野，越来越多地引起医院管理层的关注。① 医院管理者已经认识到，只有提高护士的职业素质和保持护士队伍的稳定性，才能真正提高护理质量。护士条例规定，医院必须具备完整的在职培训方案，对护士进行职业培训。② 本研究表明，为护士举办职业生涯规划管理方面的培训或讲座等的医院总体上比例不大。质性研究结果显示，医院的职业生涯管理和培训多以讲座形式进行，这些讲座尚未作为常规性人力资源管理项目加以运作，也未有比较成熟系统的指导方法和内容，没有建立护士职业生涯管理的常规机制，缺乏完整的规范化培训和指导方案。本研究中，现在有个人职业生涯发展规划的被调查者占48.4%，学生时期学习过职业生涯规划课程的被调查者占21.7%。本研究的测量结果和质性研究结果均表明，被调查者现在是否具有个人职业生涯规划是影响其职业成功感、职业满意度以及个人职业竞争力的重要因素。质性访谈中，受访者认为，在学生时代接受职业生涯规划教育能提高护士在从业过程中进行职业判断和职业认可的自觉性。

为了提高护理服务质量，形成稳定、科学、合理的护士人才梯队，医院管理层必须从护士职业生涯发展和人力资源管理的长

---

① 中华人民共和国卫生部．医药卫生中长期人才发展规划（2011—2020年）[EB/OL]．[2012-06-24]．http://baike.baidu.com/view/5648852.htm.

② 中华人民共和国国务院．护士条例．2008.

远考虑出发，建立科学的护士职业生涯规划管理机制，把护士职业生涯规划管理作为常规化工作，有计划地对护士的职业发展进行培训和指导，以增进护士的职业认同感和职业发展的主动性，促进护士的职业发展。同时承担护理人才培养任务的护理院校应该针对学生的不同层次及不同年级的特点，开设相应的职业生涯教育课程或讲座，使学生在接触护理专业过程中逐步加深对职业的认识，增强职业认可，提高对职业选择的分析能力和职业发展规划的主动性，为未来的职业发展规划做好准备。

第二节　护士职业成功感的总体情况

职业成功感是个人在工作经历中逐渐积累和获得的心理感受以及与工作相关的成就①，包括职业满意度、组织内竞争力和组织外竞争力三个维度②。本研究采用职业成功感量表进行量性分析，采用 Likert 的 5 分制计分法进行测量，分数越高则职业成功感越强。本研究结果显示，量表各条目的平均分为 3.08，与临界值即“同意”选项（3 分）作比较，总体上护士对其职业成功感水平的评价处于临界水平，与国内调查护士的同类研究结果基本

① JUDGE T A, HIGGINS C A, THORESEN C J, et al. The big five personality traits, general mental ability and career success across the life span [J]. Personnel psychology, 1999, 52: 621-652.

② EBY L T, BUTTS M, LOCKWOOD A. Predictors of success in the era of boundaryless careers [J]. Journal of organizational behavior, 2003, 24 (6): 689-708.

一致。[1] 其中，从各维度的均分来看，职业满意度维度各条目均分为3.16；组织外竞争力维度各条目均分在其次，为3.13；组织内竞争力维度各条目均分最低，为2.90。与国内学者严圣阳等对254名企业员工的研究结果（职业满意度维度各条目得分3.09±0.856，组织内竞争力维度各条目得分3.21±0.745，组织外竞争力维度各条目得分3.43±0.691）[2] 相比，本研究中护士职业满意度水平基本一致，而组织内竞争力、组织外竞争力水平较低，表明护士的职业竞争力稍弱，尤其是护士的组织内竞争力较低。

本研究的访谈结果显示，护士对职业生涯的感受既有外界评价的客观职业成功感，又有自我内心感受的主观职业成功感，拓展了量表调查对职业成功感标准的理解。除此之外，本研究在质性访谈过程中还发现，受访者不仅提到职业成功感，也提到了护士的职业挫败感这一负面因素，是量性研究中没有反映出来的内涵，这一主题从另一角度发展了原量表中对职业所取得成功、目标、收入、晋升、获得新技能5个方面满意度的内容，丰富了护士职业成功感的理论内涵。

---

① 计琼玉，张杨，弓箭，等．护士的心理资本对工作绩效及职业生涯成功影响的研究［J］．护理研究，2012，26（9）：2326－2328.

② 严圣阳，王忠军，杜坤，等．员工职业生涯成功的测量工具实证研究［J］．武汉商业服务学院学报，2008，22（3）：73－75.

第三节　护士的职业成功感

一、主观职业成功感和客观职业成功感

（一）工作能力得到认可是护士客观职业成功感的核心

判断他人职业成功感除了个体的薪酬、职务等级、晋升次数等传统指标外，还包括了个体由组织获得的授权、职业中的自主决策权等方面。本研究结果显示，在多因素分类树模型中，工作后第一次行政职务任命时间在护士职业成功感的影响因素中重要性排第一位。已获行政职务任命的护理毕业生其职业成功感水平高于至今未获任命的护理毕业生。在护士职业成功感的单因素分析中，不同的工作后第一次行政职务任命时间，其职业成功感水平存在显著性差异。在工作 6～10 年内以及 11～15 年内获行政职务任命的护士，其职业成功感水平较高，可能与这个阶段的护士有比较确定的职业规划、已进入职业发展稳定阶段有关。国内的研究结果指出，临床护士对参与医院事务、工作自主性等问题普遍不够满意。[①] 本研究质性分析结果显示，护士获得行政职务任命，体现了医院管理层对其工作成绩、业务进步和沟通能力等的认可，是客观上的表扬和鼓励。这种积极评价提高了护士的成就感，且护士将有更多的机会参与管理，体现专业价值，因此感到发展前景较好以及较高水平的职业成功感。

本研究通过访谈发现，护士在业务方面工作能力强、得到他

---

① 刘可．中国医院护士组织支持的调查研究［D］．广州：中山大学，2010.

人（同事、患者、管理者）的认可是受访者叙说客观职业成功感的重要因素，护士如果能得到来自他人的认同和上级的支持，则会感受到被重视和鼓励，从而产生积极的职业体验。护士在业务上能力领先，得到来自患者以及单位管理者的肯定，说明其综合素质水平高，是护士职业成功的客观表现。

卫生部指出，临床护理工作与患者需要、诊疗工作要求存在差距。①《中国护理事业发展规划纲要》对护士的整体素质提出了更高的要求。护士队伍应继续提高其职业素养、业务素质和创新能力，从而体现护理的专业价值及影响力。同时，鉴于护理管理有限的行政职务岗位，医院应在制定政策上重视发展和提高护理服务，摒弃重“医”轻“护”的思维，拓宽护士的职业上升空间，增加职业发展机会，如大力发展专科护理等。并通过加强护士培训，在日常工作中积极地帮助护士更好地工作，支持和激励其进行专业学习、开展科研实践等，从而增加护士与医院管理层的沟通，给护士提供组织支持，以使护士获得更多的自主决策和授权，感受到管理层的肯定与认可。②

（二）自我认可和专业认可增进护士的主观职业成功感

主观职业成功感是个体在广泛时间范围内对职业的态度和情绪反应。③ 本研究质性访谈结果显示，“对自我认可”“对专业认

---

① 马晓伟．在2007年庆祝“国际护士节”活动上的讲话［EB/OL］．［2008－12－10］．http：//www. moh. gov. cn.

② 刘可．中国医院护士组织支持的调查研究［D］．广州：中山大学，2010.

③ GREENHAUS J H，PARASURAMAN S，WORMLEY W. Effects of race on organizational experiences，job performance evaluations，and career outcomes［J］．Academy of management journal，1990，33（1）：64－86.

可”是构成主观职业成功感的普遍感受。

“对自我认可”主要表现为护士能根据自身实际调整和保持良好的心态，提高个人对自我的认可程度。对专业的认可则是能主动地融入专业。Vroom 的期望理论（the expectancy theory）阐述：人们只有在当他们感到结果可能被实现的时候，才会努力去做这件事情；而当人们觉得他们缺乏实现目标的能力、知识或技能时，他们的努力程度将降低。心理资本是护士内心深处的原动力，拥有高水平心理资本的护士，特别是自我效能和坚韧水平高的护士具有较高的主观职业成功感体验。①

“对专业认可”主要表现为主动融入自己的专业，接纳专业，甚至热爱专业，发现护理职业的优势。Shih 等的研究指出，对护士职业价值观念的了解，可使护理教育与专业实践环境在此问题上保持一致，护理专业六大突出价值包括：为患者提供人文关怀和照顾，提供专业、全面的护理，促进成长和生命意义的探索，在照顾他人时的体验，得到公平的补偿，提高公众促进健康的意识。② 王娟等发现，专业发展前景影响护理本科女生职业规划，护理本科女生在职业生涯规划过程中应努力消除专业发展和社会因素的影响。③ 研究结果显示，职业成功感并不一定取决于客观上收入的多少和职位的高低，自我感受，特别是对自己的认可和

---

① 计琼玉，张杨，弓箭，等. 护士的心理资本对工作绩效及职业生涯成功影响的研究［J］. 护理研究，2012，26（9）：2326－2328.

② SHIH F J，LIN Y S，SMITH M C，et al. Perspectives on professional values among nurses in Taiwan［J］. Journal of clinical nursing，2009（18）：pp. 1480－1489.

③ 王娟，林天，于杨. 护理本科女生职业生涯规划影响因素分析［J］. 护理研究，2008，22（8）：2090－2091.

对专业的热爱对于成就感非常重要。只有热爱本专业，扎实、认真地开展工作的护士，其自我感受的主观职业成功感才高。

因此，在学校教育阶段以及工作过程中，护理教育者、管理者可逐步帮助护理学生或临床护士形成和完成对自我与专业的认可。

二、学生时期学习职业生涯规划课程有利于提高护士职业成功感

在本研究中，学生时期学习过职业生涯规划课程的护士其职业成功感水平高于学生时期没有学习过职业生涯规划课程的护士。本研究结果与国外同类研究结果基本一致。美国的一项研究显示，教育准备因素显著影响女性护士的职业成功。① 注册护士的职业晋升、专业上的卓越表现都是建立在围绕领导力发展的专业准备上的。② 此外，职业发展课程同样是留住护士的有效策略。③ 研究结果显示，护理教育者可通过实施职业发展的相关课程，干预护

---

① ZIMMERMAN L, YEAWORTH R. Factors influencing career success in nursing [J]. Research in nursing & health, 1986, 9 (2): pp. 179 - 185.

② ADENIRAN R K, BHATTACHARYA A, ADENIRAN A A. Professional excellence and career advancement in nursing: a conceptual framework for clinical leadership development [J]. Nursing administration quarterly, 2012, 36 (1): pp. 41 - 51.

③ SIGURDSSON H O. Career development programs at Landspitali University Hospital [J]. Nursing leadership forum, 2003, 8 (1): pp. 40 - 44; PARK S. Effects of discipline - based career course on nursing students' career search self-efficacy, career preparation behavior, and perceptions of career barriers [J]. Asian nursing research, 2015, 9 (3): pp. 259 - 264; 万美玲，王惠珍，翟惠敏，等．护理本科生个人职业生涯规划现状及其影响因素分析[J]．护理学报，2009，16 (3)：8 - 10.

理专业学生的职业生涯规划；护理管理者应持续评价参加工作后护士的职业发展状况及其对职业的满意度，从而提高护士职业成功感水平，留住并用好临床护理人力资源。

第四节　护士的职业满意度

一、护士的职业挫败感

（一）护士对收入不满意的问题突出

本研究的量性分析结果显示，“我对自己为满足收入目标所取得的进步感到满意”条目是职业满意度维度 5 个条目中得分最低的条目。员工的工作满意度，包括对工作内容奖励价值、多样性、困难性、学习机会以及对工作的控制等方面的满意度。[①] 结合质性研究中受访者表示工作强度大、风险高，但与其劳动创造的价值相比较收入偏低，即“薪酬欠合理”。工作收入是护士看重的一个指标，护士对经济收入不满意的问题比较突出。受访者指出，合理的薪酬是对其劳动所创造价值的认可，低收入甚至影响护士的专业尊严，从而使护士产生职业挫败感。收入是评价支持性工作环境的一个重要因素，也是评价职业成功的重要因素，收入问题反映了护士感受实际与其职业有关的成就。[②] 国外学者

---

① 赵丹曦．医务人员工作满意度的研究［D］．广州：暨南大学，2006.

② 龙书芹．职业成功测量：主客观指标的整合及实证研究［J］．华中师范大学学报（人文社会科学版），2010，49（4）：52－57.

的研究显示，护士对收入和待遇以及职业地位的满意度较低①，国内的相关研究同样显示我国临床护士工作满意度中收入得分最低②，与本研究结果一致。

研究结果提示，卫生主管部门和医院管理层应合理分配护士的薪酬，努力提高护士的福利待遇，从经济收入角度体现护士的职业价值。

（二）护士职业压力大

本研究中，受访者均对护士超负荷工作的问题表达了强烈的感受。受访者表示，护士们长期处于强度大、时间长的工作状态。长期超负荷的工作透支了护士的体力，使之产生职业疲惫感，影响护理质量，降低了职业满意度。在涉及多个国家护士的研究中，仅有约 1/5 的护士表示对其工作满意。③ 国内多项关于护士职业压力的研究指出，随着护理工作范围的扩大和护理人员角色的延伸，护士承担的职业风险、护理工作量、工作强度均大大增加，压力加大，接近半数的护士对工作不满。④ 主要是由于目前我国

---

① BURNARD P，MORRISON P，PHILLIPS C. Job satisfaction amongst nurses in an interim secure forensic unit in Wales ［J］. Australian and New Zealand journal of mental health nursing，1999（8）：pp. 9 – 18.

② 孟润堂，何振，周艳，等．工作满意度对护士离职意愿影响的研究［J］. 护理研究，2012，26（8）：2039 – 2041.

③ AIKEN L H.，SLOANE D M，CLARKE S，et al. Importance of work environments on hospital outcomes in nine countries ［J］. International journal for quality in health care，2011，23（4）：pp. 357 – 364.

④ YOU L M，AIKEN L H，SLOANE D M，et al. Hospital nursing，care quality，and patient satisfaction：cross-sectional surveys of nurses and patients in hospitals in China and Europe ［J］. International journal of nursing studies，2013，50（2）：pp. 154 – 161.

各级医院护士配置不足的情况比较普遍，人力不足和资源配置不够使护士工作负荷过重的矛盾突出，影响了护理质量。① 杨青敏等的研究表明，护士对自身职业评价不满意②，与本研究结果一致。对工作不满意可能影响临床护士的离职倾向③，须引起高度重视。

护士短缺是我国乃至全球范围的突出问题。④ 对比在美国每千人口有 9.82 名护士⑤，我国每千人口仅有 2.05 名护士⑥，远低于2014 年世界卫生组织提出的“每千人护士数宜大于5 人”的建议。在目前护士短缺的危机下⑦，我国仍有近 20% 的护士感到职

---

① ZHU X W，YOU L M，ZHENG J，et al. Nurse staffing levels make a difference on patient outcomes：a multisite study in Chinese hospitals [J]. Journal of nursing scholarship，2012，44（3）：pp. 266 –273.

② 杨青敏，杜苗．不同省市综合性医院护理人力资源现状调查与分析 [J]. 上海护理，2008，8（1）：14 –16.

③ 孟润堂，何振，周艳，等．工作满意度对护士离职意愿影响的研究 [J]. 护理研究，2012，26（8）：2039 –2041；穆俏竹，柏兴华，苏兰若．急诊护士职业认同、工作满意度与离职倾向关系的研究 [J]. 中华护理教育，2012，9（3）：99 –102.

④ LIU K，YOU L M，CHEN S X，et al. The relationship between hospital work environment and nurse outcomes in Guangdong，China：a nurse questionnaire survey [J]. Journal of clinical nursing，2012（21）：pp. 1476 –1485.

⑤ World Health Organization. World health statistics 2012 [DB/OL]. [2015 –04 –02]. http：// www. who. int.

⑥ 中华人民共和国国家卫生和计划生育委员会．2014 年“5. 12 国际护士节”座谈会在京召开 [DB/OL]. [2017 –11 –15]. http：//www. nhfpc. gov. cn/yzygj/s3594/201405/fcd7646886e04edb98f2754c0 b0b519e. shtml.

⑦ LIU J，YANG J，YANG Y，et al. The relationships among perceived organizational support，intention to remain，career success and self-esteem in Chinese male nurses [J]. International journal of nursing sciences，2015，2（4）：pp. 389 –393；谢丽琴，郭舒文，林小容，等．某三甲医院73 名护士离职原因及再就业情况调查分析 [J]. 护理学杂志，2015，30（12）：9 –12.

业倦怠，80%的护士对她们当前工作及工资不满意，5%的护士有离职意向①。因此，为了改善护士的职业环境，全社会都要关注护士问题及与其相关的组织结构、专业性等问题，理性评价护士，以留住优秀的护士、降低护士离职率。②

本研究结果显示，政府应考虑加大本科和高职护士的职业培养力度，并且增加临床护士的配置数量要求。医院不能只顾追求经济效益而缩减护士人力，应按国家有关规定进行护士配置，尤其应增加夜班护士数③，使护士从工作的重负中解放出来，提高其职业满意度和职业成功感。

（三）护士职业倦怠

本研究中，受访者表示由于长期超负荷的身心压力，职业倦怠感明显。护士需付出较多的情感劳动，由此带来过度的压力和情感倦怠。④ Aiken 等的研究表明，多数国家的医院护士倦怠感水

---

① ZHANG L F, YOU L M, LIU K, et al. The association of Chinese hospital work environment with nurse burnout, job satisfaction, and intention to leave [J]. Nursing outlook, 2014, 62 (2): pp. 128 – 137.

② CHANG P L, CHOU Y C, CHENG F C. Career needs, career development programmes, organizational commitment and turnover intention of nurses in Taiwan [J]. Journal of nursing management, 2007 (15): pp. 801 – 810.

③ KALISCH B J, LIU Y. Comparison nursing: China and the Unit States [J]. Nursing economics, 2009, 27 (5): pp. 322 – 331.

④ LOU J H, YU H Y, CHEN S H. Factors affecting the career development of male nurses: a structural equation model [J]. Journal of advanced nursing, 2010, 66 (4): pp. 900 – 910; 赫英. 手术室护士职业倦怠感、职业应激对职业生涯状况影响的研究 [J]. 河北医药, 2017, 39 (4): 630 – 632.

平高，特别是在韩国和日本，高倦怠水平的护士达到了33.33% ~ 60%。[①] 近年来，我国关于护士职业倦怠已有较多研究成果，研究指出我国护士倦怠程度为中等至高等水平，有超过1/3 的护士有高水平的倦怠，突出表现为情感衰竭和个人成就感缺失程度较高。[②] 护士的职业特点决定了其工作体力消耗大，不但要完成各项治疗措施，还要提供基础护理、心理护理、健康教育；而由于社会对护理工作理解不足，护士承受的来自患者、医生、社会的心理压力大，导致护士长期在高强度、高压力的环境下工作。最近一项研究结果显示，护士人力配置不足以及现实医疗环境中紧张的医患、护患关系，导致部分护士出现高度职业倦怠。[③] 此外，频繁倒换夜班易导致身心疲劳，也是受访者提到职业压力和倦怠的重要原因。[④]

结果显示，长期的职业倦怠影响护士对事业发展前景的满意度，需要引起卫生行政主管部门和医院管理者的高度重视。各级医院管理者必须重视实施科学化和人性化的护理管理，增加科室的夜班人力，避免护士工作超负荷，采取各项积极措施缓解护士

---

① AIKEN L H, SLOANE D M, CLARKE S, et al. Importance of work environments on hospital outcomes in nine countries [J]. International journal for quality in health care, 2011, 23 (4): pp. 357 - 364.

② YOU L M, AIKEN L H, SLOANE D M, et al. Hospital nursing, care quality, and patient satisfaction: cross-sectional surveys of nurses and patients in hospitals in China and Europe [J]. International journal of nursing studies, 2013, 50 (2): pp. 154 - 161.

③ 张利峰. 中国二、三级医院护士工作疲溃感、工作满意度及离职意向的研究 [D]. 广州：中山大学，2012.

④ 韩付平，王志稳. 急诊科护士工作环境与职业生涯成功感的相关性研究 [J]. 中国护理管理，2017，17 (4)：511 - 515.

的心理压力，降低职业倦怠程度，从而更好地为患者服务，提供优质护理。

二、专业技术职称低、无行政职务的护士职业满意度较低

（一）无专业技术职称及专业技术职称为护理师的护士职业满意度较低

本研究结果显示，不同职称等级的护士职业满意度之间存在差异。在职业满意度的多因素分类树模型中，专业技术职称是第一影响因素，主管护师、副主任护士及以上职称的护士职业满意度水平比护理师或无专业技术职称的护士职业满意度水平高，且在所有影响因素中重要性排第一位。日本的一项研究结果显示，低年资护士的工作满意度较低①，国内对企业员工的调查结果显示，中高层员工职业满意度显著高于基层员工②。柯彩霞等对广州市临床护士的调查结果显示，主管护师及以上职称的护士工作满意度较高③，与本研究结果一致。此外，相关研究结果也显示，

① KANAI-PAK M，AIKEN L H，SLOANE D M，et al. Job satisfaction among nurses：a predictor of burnout levels［J］. Journal of nursing administration，2008，32（12）：pp. 648－654.

② 严圣阳，王忠军，杜坤，等．员工职业生涯成功的测量工具实证研究［J］．武汉商业服务学院学报，2008，22（3）：73－75.

③ 柯彩霞，成守珍，林爱华，等．932 名临床护士工作满意度的调查分析［J］．现代临床护理，2012，11（3）：11－14.

较之没有行政职务的护士，护士长的职业成功感得分较高。[①]

本研究结果说明，随着工作过程的历练、经验的积累、职称的升迁，护士的职业满意度随之提升。这主要是由于职称高低在一定程度上影响护士的经济收入和相关福利，且高职称护士通常承担的夜班工作较少[②]；另一方面，随着职称级别提高，护士可能成为临床工作的骨干力量，承担教学任务，指导新护士的工作，被领导授权的范围较大，在工作中体现专业价值，护士更能从中获得成就感[③]，因而对职业的满意感就越高。

结果提示，管理者有必要全面了解各职称层次护士的压力来源及对职业的满意程度、护士漫长职业生涯中每个阶段的典型矛盾以及应对和解决困难的办法和措施。同时，尤其关注满意度低的护士群体，制定相应的政策和措施，在专业成长和职业环境上给予支持，提高职业满意度，促进其个人的职业发展。

（二）缺乏良好职业发展平台是影响护士满意度的重要因素

本研究访谈结果显示，缺乏职业发展平台是影响护士职业满意度、导致职业挫败感的重要因素。护士的需求不仅仅局限于物质的回报，还包括其职业发展方面的需求得到满足，这反映了护

---

① RING N. A personal and historical investigation of the career trends of UK graduate nurses qualifying between 1970 and 1989 [J]. Journal of advanced nursing, 2002, 40 (2): pp. 199 - 209；陈菊红，戈晓华，陈海燕，等. 护士长职业生涯成功状况及影响因素分析 [J]. 护理研究，2014 (23): 2844 - 2847.

② 商临萍，许佳佳. 太原市 339 名护理人员职业生涯状况及其影响因素的调查分析 [J]. 中华护理杂志，2010，45 (8): 736 - 738.

③ 张智霞，商临萍. 高年资护士职业发展及其影响因素分析 [J]. 护理研究，2015 (33): 4206 - 4209.

士对于个人在职业发展、潜能的发挥及学习机会的获得等自我实现层次上的需要。职业发展平台问题显示，护士的期望与职业成就感有关。职业发展平台不完善影响了护士对专业价值的正确认识、对待患者的态度及其职业满意度。受访者表示，护理是一门需要终生学习的职业，但医院职业环境对护士的成长存在不利因素，护士缺少自主学习的机会和时间，部分护士更缺乏职业发展的目标和动力。造成这种结果的原因可能是护士的工作满意度与工作环境及领导的管理方式有关。美国的研究表明职业支持度对职业成功有显著影响。① 尤其是主观职业成功感与组织支持关系密切。② 若能给予护士更多的授权，则可帮助其获得晋升和职业成功。③ 国内的研究同样表明，公平性氛围、支持性氛围和人际沟通氛围对员工主观职业成功感有显著影响。④ 张利峰的研究显示，大部分护士表达了对良好工作氛围的渴望，认为好的工作氛围有助于减轻工作压力。⑤ 此外，护士可能由于在进修、深造、

---

① SEIBERT S E, WKRAIMER M L, LIDEN R C. A social capital theory of career success [J]. Academy of management journal, 2001, 44 (2): pp. 219 - 237.

② THOMAS W H N, EBY L T, SORENSEN K L, et al. Predictors of objective and subjective career success: a meta-analysis [J]. Personnel psychology, 2005 (58): pp. 367 - 408.

③ LOU J H, YU H Y, CHEN S H. Factors affecting the career development of male nurses: a structural equation model [J]. Journal of advanced nursing, 2010, 66 (4): pp. 900 - 910.

④ 马占杰. 组织氛围与员工职业生涯成功关系的实证研究 [J]. 企业管理, 2012 (5): 87 - 90.

⑤ 张利峰. 中国二、三级医院护士工作疲溃感、工作满意度及离职意向的研究 [D]. 广州: 中山大学, 2012.

晋升等发面受到制约而使工作满意度下降。①

研究结果显示，医院管理者应动态评价组织内制度、措施，关注护士职业发展的平台问题，与护士建立良性、互动的沟通渠道，营造宽松的工作环境，采取一定的激励措施尽快培养护士在职业上成长。建立科学合理的人才评价机制，以能力、绩效和层级为主要评价指标，充分发挥各层次护士的作用。同时，为护士开发多种职业发展路径，既可通过职务升迁，又可通过专业技术途径发展，以使具备不同能力、个性特征的护士找到适合自己职业发展、实现职业生涯目标的道路，促进护士整体的职业发展。

三、职业生涯规划管理有利于提高护士职业满意度

（一）单位曾举办职业生涯规划管理培训班或讲座的护士职业满意度较高

本研究使用“所在单位是否举办过职业生涯规划管理方面的培训班或讲座”作为筛选研究变量影响因素的条目之一。结果显示，所在单位曾举办过这方面的培训或讲座的护士职业满意度较高。本研究结果与国内外其他研究者的研究结果一致。对护士进行职业发展管理是建立组织支持的有效途径，它可以满足不同职业发展阶段护士的需求，使护士专业能力和水平得到不断的完善和提升，使护士的潜能得到发挥，从而满足其职业成长和自我价值实现的需要。② Hatrick 等的研究表明，职业生涯规划讨论会有

① 乔改红，王建宁. 护士工作满意度与职业发展及组织支持调查分析［J］. 护理学杂志，2010，25（6）：52－54.

② 乔改红，王建宁. 护士工作满意度与职业发展及组织支持调查分析［J］. 护理学杂志，2010，25（6）：52－54.

效帮助护士个人成长和自我意识成熟；职业生涯讨论会的参与者表示，讨论会上专家的见解和意见正切合他们所经历的一系列挫折体验，经过专家的仔细分析，虽然他们所处卫生保健服务机构的工作环境没有变化，但他们的应对方式趋向积极。① Pierce 等对转行不做护理工作的护士进行研究，发现对护士角色的重新设计和规划管理有助于提高护理专业吸引力和留住人才。② 国内相关研究结果显示，良好的职业生涯规划有助于护士了解当前事业的发展趋势并据此建立合适的职业计划，提升护士的职业满意度及专业认同。③

叶绍灿和张效英对高校辅导员个体客观和主观职业成功感及其对社会和学校贡献的研究表明，职业成功感有利于满足辅导员的自我实现成就感和维护高校辅导员队伍的稳定。④

研究结果显示，加强护士的职业生涯规划管理，提供职业发展课程以满足不同职业阶段护士的职业需求，保证对护士职业规划方面的有效干预，对于降低护士的职业不满意有积极影响，是留住护理人才、提供优质服务的有效手段之一，对医院和护士双

---

① HATRICK G A，LINDSEY A E，HOSKINS M. Transforming our vision：emancipatory career planning for nurses [J]. CJONA，1996，9（4）：pp. 87 –106.

② PIERCE S F，FREUND C M，LUIKART C，et al. Nurses employed in nonnursing fields：is nursing losing its best and brightest? [J]. Journal of nursing administration，1991，21（6）：pp. 29 –34.

③ 柯玉芳，王梦荷，向美．新入职护士职业生涯规划与其职业认同的相关性研究 [J]. 实用临床护理学电子杂志，2017，2（15）：3 –4，6；屠蕾．护士职业生涯规划管理 [J]. 中国护理管理，2012，12（10）：62 –64.

④ 叶绍灿，张效英．关于高校辅导员的职业生涯成功的思考 [J]. 山东省团校学报，2010（4）：56 –58.

方有利。① 在目前护士流失严重的情况下，建议医院管理者重视和深入了解护士的不良心理感受和职业规划情况，分析导致护士不满的主要原因；采取措施帮助护士认识职业特殊性，鼓励其建设积极的心理能量，掌握管理负面心理和调整心态的方法，保持自信和积极心理状态，提高职业满意度；提供相对应的、多形式的职业培训机会，实施长效性教育工程，以人才的持续发展为目标，提高护士的能力素质，推行护士职业生涯管理，为护士职业规划提供合理化建议，协助护士建立个人与组织发展相一致的职业生涯目标和规划，帮助其达成职业发展目标。

（二）职业生涯教育中应重视强化护士的职业价值感

本研究访谈的结果显示，职业价值感缺失是受访者表达职业不满意和挫败感的一个重要方面。受访者认为，按照目前的管理和运行机制，医生和医疗在医院中处于绝对主导的地位，护士之于医生、护理之于医疗的过度从属，严重缺乏专业的自主性和职业的相对独立性，对护士的职业价值产生严重的负面影响。一项关于澳大利亚和英国护士的研究结果表明，护士不仅对工作环境的许多方面，如工资和工作条件表示不满，也对其在医疗界中的

---

① 毛世芳，李继平．护士职业生涯规划管理探讨［J］．中国护理管理，2004，4（4）：40－41；CHANG P L，CHOU Y C，CHENG F C. Career needs，career development programmes，organizational commitment and turnover intention of nurses in Taiwan［J］．Journal of nursing management，2007（15）：pp. 801－810；LASH A A. Determinants of career attainments of doctorates in nursing［J］．Nursing research，1992，41（4）：pp. 216－222；段海瑛．护士职业生涯规划课程设置研究进展［J］．全科护理，2016，14（25）：2611－2614.

专业地位表示非常不满。[1] 护士在追求生存的同时也注重个人价值的实现，希望得到上级、同事、服务对象对自己工作业绩和职业素养所作出的客观公正的评价，自己的工作能力和付出的努力得到肯定，护士的职业价值得到承认，如此，护理人员就可能产生成就感和满足感。[2] 吴越和李照清的研究表明，职业价值观决定了职业生涯规划方向，影响对职业生涯规划的判断。[3] 这充分说明护理人员的职业积极性对提高医院服务质量具有重要意义。国务院发展研究中心 2004 年发布的《转型中国企业人力资源管理报告》描述了 80% 的中国企业缺乏针对员工职业生涯发展的相关计划。相关研究表明，护理管理者应注重护士责任感和归属感的培养，提高其对医院、工作和本职业的认同感。[4]

研究结果显示，护理管理者应在护士职业生涯教育中加强对护士工作价值的认可度和职业信念，达到职业培训与医院发展并行的目标。同时，卫生行政主管部门应当考虑卫生服务中由于医生角色的绝对优势而对护士职业发展道路所造成的结构性障碍问题。

---

① ADAMSON B J，KENNY D T，WILSON-BARNETT J. The impact of perceived medical dominance on the workplace satisfaction of Australian and British nurses［J］. Journal of advanced nursing，1995（21）：pp. 172 – 183.

② 赵丹曦. 医务人员工作满意度的研究［D］. 广州：暨南大学，2006.

③ 吴越，李照清. 职业价值观：大学生职业生涯成功规划之基［J］. 辽宁高职学报，2010，12（12）：90 – 92.

④ 穆俏竹，柏兴华，苏兰若. 急诊护士职业认同、工作满意度与离职倾向关系的研究［J］. 中华护理教育，2012，9（3）：99 – 102.

第五节 护士的职业竞争力

一、自我职业规划是影响护士职业竞争力的因素

（一）个人职业生涯发展规划有利于提高护士的组织内竞争力

组织内竞争力即员工在组织内部劳动力市场的竞争力，用于测量员工对现任雇主的价值，评估员工在组织内部的职业发展状况以及被解雇的可能性。① 本研究结果显示，具有个人职业生涯发展规划的护士组织内竞争力程度较高；而没有个人职业生涯发展规划的护士组织内竞争力程度较低。正确的职业生涯规划有助于走向成功。② 职业生涯发展规划能使护士个人目标与医院发展相联系、相一致，进而结成紧密的利益共同体。③ 作为衡量职业成功感标准之一的组织内竞争力，与个人对职业的规划存在显著的相关性。本研究结果说明，护士职业生涯规划有利于提高其组织内竞争力。护士应在明确自我发展责任的前提下，运用职业生涯规划理论，通过自我能力认知、外部认知、个人目标、生涯决策和生涯行动等确定职业发展方向，根据个人情况合理地制定职业生涯发展规划并加以实施，在执行过程中结合客观条件的变化

---

① 严圣阳，王忠军，杜坤，等．员工职业生涯成功的测量工具实证研究［J］．武汉商业服务学院学报，2008，22（3）：73－75.

② 张莉萍，陈宪庚．对高校大学生个人职业生涯规划教育问题研究［J］．河北大学学报，2005（6）：143－144.

③ 侯淑肖．护理实践中的管理学理论［J］．护士进修杂志，2007，22（12）：1061－1063.

不断检查和反思，及时对规划进行调整。规划好个体的职业发展过程，可使个体获得职业能力、培养职业兴趣，最终提升护士的组织内竞争力。

（二）个人职业生涯发展规划有利于提高护士的组织外竞争力

组织外竞争力即员工在组织外部劳动力市场的竞争力，强调人员在组织间流动中的竞争性和就业能力，用于测量员工在外部劳动力市场上对其他组织的价值、其自身的适应能力以及竞争力大小，客观地体现为员工找到新工作的难易程度。① 本研究结果显示，“现在是否有个人职业生涯发展规划”不但对护士的组织内竞争力水平有显著影响，对护士组织外竞争力同样有影响，现在有个人职业生涯发展规划的护士其组织外竞争力水平高于没有职业生涯发展规划的护士。管理学的相关研究显示，在当代，员工职业生涯发展的管理责任由以组织为主转向主要由员工自己负责。② 李艾雯对知识型职业女性的分析显示，对于自身职业生涯发展认识清晰、目标明确，且在原有企业中具有稳定发展平台的女性，通常具有较高的能力和素质，有出众的特质，更易受其他组织的关注。③ 研究结果提示，护士可以运用职业生涯规划理论对自己的职业状况进行正确的分析与定位，选择适合自己职业发展的道路和工作方式，将自身的工作价值最大化，使个人的职业

---

① 严圣阳，王忠军，杜坤，等．员工职业生涯成功的测量工具实证研究［J］．武汉商业服务学院学报，2008，22（3）：73－75.

② 牛爽，郭文臣．无边界职业生涯时代职业适应能力与职业成功关系探讨［J］．大连理工大学学报（社会科学版），2009，30（1）：35－39.

③ 李艾雯．国有企业知识型女性职业锚类型与职业生涯成功关系研究［J］．时代金融，2012（5）：131－135.

生涯发展与医院的目标相结合，提前做好准备，提升组织外竞争力。

二、护士的组织内竞争力和组织外竞争力

（一）医院的重视程度影响护士的组织内竞争力

本研究结果显示，“单位视我为宝贵的资源”是组织内竞争力维度得分最低的条目，平均得分仅为2.79，低于临界值选项3分，说明护士对于单位视其为重要的资源这一点认同程度低。在影响因素分析中，具有行政职务的护士组织内竞争力较高，可能与担任行政职务任命的护士更能感受到医院珍惜、重视人才有关。研究结果显示，在护士工作的临床环境中，不重视护理资源的问题可能较突出，以致影响了护士对自身组织内竞争力水平的评价。

（二）业务素质是护士组织外竞争力的重要条件

本研究结果显示，组织外竞争力维度得分最低的条目是“凭我的技能和经验，其他组织会视我为有价值的资源”，显示护士把自身专业技能和工作经验视为影响其组织外竞争力的重要条件。在组织外竞争力多因素分类树模型中，“工作后第一次专业技术职称晋升时间”是第二层次的影响因素。获得专业技术职称晋升说明护士个人的业务素质扎实，也表明业务素质对个人组织外竞争力起举足轻重的作用。在质性研究结果中，业务素质是构成个人职业竞争力的要素，在专业理论基础、临床工作、业务水平、科研能力等方面表现优秀的护士“去到哪里都容易找工作”，其职业竞争力就会更强，职业选择机会更多，更有利于个人的职业生涯发展。业务素质还包括护士在工作中的责任心。阮满真等对医院护士参与继续教育学习动机的调查表明，提高工作水平是最

重要的动机因素。① 而Judge等的研究表明，人的工作自觉性和责任心对其内在（主观）、外在（客观）职业成功感均有正向预测的作用。② 研究结果显示，护士组织外竞争力的提升必须从提高个人的业务素质水平抓起，不断提高学历水平、专业技能和丰富临床实践经验是增强护士个人组织外竞争力的重要途径。

三、教育背景影响护士的职业竞争力

（一）有无学位影响护士的组织内竞争力

虽然现在学位未出现在组织内竞争力的分类树模型中，但单因素分析结果显示，具有学士及以上学位的护士组织内竞争力水平高于没有学位的护士。管理学提出“知遇就业力六要素模型”，其中职业生涯规划和专业能力提升是六个要素中为首的两个；随着专业化分工趋势越来越明显，采取各种有效方法掌握和提升自己目前和未来职业所要求的专业知识、专业技能和专业素养是组织内员工提升竞争力所必备的。③ 朱晓雯的研究发现，学历较高的护士通常对自身要求较高，在患者安全方面的知识掌握较好，更善于发现系统中存在的安全和质量隐患，对负面性事件的识别

---

① 阮满真，廖永珍，丛丽．护士参与继续教育的学习动机调查分析［J］．中国护理管理，2011，11（6）：59－61．

② JUDGE T A，HIGGINS C A，THORESEN C J，et al. The big five personality traits，general mental ability，and career success across the life span［J］．Personnel psychology，1999（52）：pp. 621－652．

③ 赵彩瑞．想成为职场常青树？［J］．中国大学生就业，2011（1）：15－17．

能力较好。① 拥有学士及以上学位的护士由于有过硬的专业素养，在医院组织内部的竞争力更强。乔改红和王建宁的研究表明，本科护士的组织支持评分高于大专和中专护士的评分，认为可能与其获得系统的大学教育，在理论及科研方面优势较大，更能获得管理层的关注和重视有关。②

研究结果显示，护士应不断审视自己与他人的差距，不断提升自己的专业能力。随着护士学历的不断提高，医院管理者应该重视不同学历层次护士的职业需要，帮助其实现职业目标和自我价值。

（二）有无学位影响护士的组织外竞争力

本研究结果显示，现在学位影响护士的组织外竞争力，具有学士及以上学位的护士组织外竞争力水平高于没有学位的护士。本研究结果与国内类似研究的结果一致。有研究发现，2003 年至 2007 年医院招聘中专护士的构成比下降，而大专/高职生、本科生的构成比均上升；2009 年至 2013 年医院对中专生和大专/高职生的需求量及构成比均呈下降趋势，而对本科生和硕士生的需求呈上升趋势，说明我国医院对护士学历方面的需求提高，尤其是对本科生及研究生需求量增加。③

研究结果显示，获得学士及以上学位的护士有更高的组织外

---

① 朱晓雯．中国二、三级医院护士人力配置对病人护理质量影响的研究［D］．广州：中山大学，2012.

② 乔改红，王建宁．护士工作满意度与职业发展及组织支持调查分析［J］．护理学杂志，2010，25（6）：52－54.

③ 许莹，尤黎明，刘可，等．我国医院护理人力资源配置与需求的研究［J］．中国实用护理杂志，2011，27（31）：1－5.

竞争力。考虑到我国护理起始教育中，中专层次的规模比例过大①，以及主要依赖于毕业后成人学历教育提高其学历水平的状况不利于护理事业的专业化发展②，从长期发展的角度来看，提高我国护理专业起始教育的层次结构将有利于提升护士整体的职业竞争力。

第六节　护士职业生涯的阶段性

一、护士职业生涯具有阶段性

本研究通过对两所高等护理院校护理专业中专、大专、本科毕业生职业发展情况的横断面调查，在质性研究探索其成因阶段，通过实证方法发现了护士职业生涯发展的阶段性划分并具有自身在各阶段的职业性特点，印证和修正了既往护理界学者关于护士职业生涯阶段性划分的经验性观点。③ 本研究中，护士职业发展经历职业起步期、职业发展期、职业滞缓期、职业高原期以及退出职业场期。

---

① 柯盈盈．中国护理教育规模结构与布局的现状及发展趋势研究［D］．广州：中山大学，2012.

② 尤黎明，罗志民，万丽红，等．中国护理教育资源现状及发展趋势的研究［J］．中华护理教育，2010（7）：147－151.

③ 夏玲，丁敏．临床护士职业生涯不同阶段的规划与管理探讨［J］．中国护理管理，2008，8（2）：1－54；杜晓霞，田梓蓉，韩杰．护士自我职业生涯规划现状的调查分析与对策［J］．中华护理杂志，2008，43（2）：183－185；周荣慧，郭秀花．综合医院护士职业倦怠真实体验的质性研究［J］．护理管理杂志，2006，6（10）：8－11.

（一）职业起步期

访谈中受访者表示，护士职业生涯起步期多在入职后的 2 ~ 3 年，仅有少部分访谈者提出起步期在入职后 3 ~ 5 年。首先用“最多两年”的时间决定是否把护士职业作为自己的职业，然后寻找“一个目标”“做好自己的职业规划”。在这个阶段，护士最重要的是打好专业基础。从临床开始扎扎实实地从基础做起，并且“需要去补充专业知识和专业技能”。国内学者夏玲和丁敏则认为临床护士生涯发展中职业确定在工作 1 ~ 5 年内。① Chang 等也认为，工作 2 年以下的护士处于入门、探索时期，关注与学习必需的专业技能和明确适当的工作岗位，确立感兴趣的工作领域②，与本研究结果一致。职业进程并不单是工作年份的简单推进，而是实实在在的信息与知识的积累。③ 这个时期的护士渴望获得内在的专业地位，开始考虑如何将专业技能应用于护理工作，故而特别需要组织的支持、指导和鼓励。④

（二）职业发展期

本研究访谈结果显示，“40 岁以前”（有的受访者将这一时期

---

① 夏玲，丁敏. 临床护士职业生涯不同阶段的规划与管理探讨［J］. 中国护理管理，2008，8（2）：1 – 54.

② CHANG P L，CHOU Y C，CHENG F C. Designing career development programs through understanding of nurses' career needs［J］. Journal for nurses in staff development，2006，22（5）：pp. 1 – 8.

③ BIRD A. Careers as repositories of knowledge：a new perspective on boundaryless careers［J］. Journal of organizational behavior，1994，15（4）：pp. 325 – 344.

④ CHANG P L，CHOU Y C，CHENG F C. Designing career development programs through understanding of nurses' career needs［J］. Journal for nurses in staff development，2006，22（5）：pp. 1 – 8.

的时间点叙述为“过了婚育期之后”）是护士职业生涯的发展期。处于此发展期的护士专业方向已经确定，相关理论和专业实践水平不断上升和发展，“已经具备可以指导新毕业的护士”的能力。这个职业阶段的护士对工作和专业有足够的热情，不仅表现为在本职工作上爱努力、爱学习、爱钻研，“不停地奋斗”，同时体现在期待或努力实现其对同事的影响或对所带教学生的培养上，逐渐成为专业的指导者角色。Chang 等提出临床工作经验 2～5 年的护士处于建立期，主要是继续应用专业技能，力争将工作做到最好，并渴望有机会提高本岗位的工作表现以获得提升的机会；临床工作经验 5～15 年的护士处于稳步维持期，此时她们多数负责协调性的护理工作，指导新护士工作，开始重新评估自身的职业发展方向，如发展成为专业咨询师、专业讲师、管理者等。①

（三）职业滞缓期

本研究访谈结果显示，由于我国目前护士队伍的主体是女性，在其职业发展期间会出现一个特殊阶段，即在护士的孕产育儿时期，其职业生涯发展出现明显的滞缓状态。护士的人生重心会从工作向家庭转移。包括“结婚生孩子”以及“小孩小的这个阶段”。Chang 等在其对生涯阶段的划分中也提到护士需要面对经济、养育孩子等责任，尝试在工作、家庭中寻求平衡。②

---

① CHANG P L, CHOU Y C, CHENG F C. Designing career development programs through understanding of nurses' career needs [J]. Journal for nurses in staff development, 2006, 22 (5): pp. 1－8.

② CHANG P L, CHOU Y C, CHENG F C. Designing career development programs through understanding of nurses' career needs [J]. Journal for nurses in staff development, 2006, 22 (5): pp. 1－8.

（四）职业高原期

本研究访谈结果显示，护士在职业发展期之后，大约在40岁时进入职业高原阶段。所谓职业高原，常指个人随着业务能力和经验的积淀，职业发展达到较高水平，普遍难以再超越自我向上突破。这个职业阶段的大部分护士职业生涯维持平稳的状态或逐渐向下走。这是由于，一方面，护士已对本职工作得心应手，“尽职尽责”地在“固定的岗位”工作；另一方面，缺乏新的职业目标，职业发展动力严重不足，所以出现“脚步放慢”“安逸”甚至“原地踏步”“得过且过”的状态，领导“想用她，她也不想上了”。然而，小部分护士在这一时期职业轨迹可能出现拐点，“上进心比较强的人”出现向另一个高峰发展的可能，转而进入新的发展时期，即“事业的另外一个起点”“黄金期”，从而与大部分处于高原状态的护士形成分化。例如，少数优秀的护士可能在行政管理或教学科研上有突破，成为高层次的领导型护理人才。对比同类研究，夏玲和丁敏划分工作15～25年的临床护士为职业中期危机阶段①，Chang等则把临床工作经验15年以上的护士职业阶段统称为衰退期，指出这个时期的护士希望实现一个成功的职业生涯，得到专家的认可，传授其经验，指导低年资护士。②

（五）退出职场期

此时期为护士退出职场的阶段。由于本研究的受访者中年龄

---

① 夏玲，丁敏．临床护士职业生涯不同阶段的规划与管理探讨［J］．中国护理管理，2008，8（2）：1－54.

② CHANG P L，CHOU Y C，CHENG F C. Designing career development programs through understanding of nurses' career needs［J］．Journal for nurses in staff development，2006，22（5）：pp. 1－8.

最大者为47岁，所有访谈对象均未达退休年龄，因此本阶段的资料由于访谈对象的客观条件限制而未能收集。关于护士职业生涯的最后阶段及其特点，将在以后的研究中继续跟踪、探索，以完善护士职业生涯阶段性的研究和初步理论总结。

二、护士职业生涯特点

（一）护士职业生涯发展具有阶段性

生涯规划和发展是一个动态变化的过程，是一个护士适应工作、生活、实践等有关的变化的过程。[①]“在不同的阶段里职业特点、需求应该是有不同的”，“是在不断变化的”。本研究结果显示，护士职业生涯发展分为职业起步期、职业发展期、职业滞缓期、职业高原期、退出职场期5个阶段。研究结果显示，管理者应结合各个不同阶段护士的职业生涯特点，帮助护士了解自身所处环境，进行自身和现实情况的评估，确立自身不同职业生涯阶段的目标，制定实现职业生涯目标的策略和措施，实施职业生涯发展管理，并且根据自身情况和客观的条件对职业规划加以调整，以发展、巩固及确立自己的职业地位，实现不同职业生涯时期的成功。

（二）护士职业生涯起步期较短

大部分受访者表示，护士职业生涯起步期在入职后的2～3年内。Greenhaus等认为职业生涯中进入组织的阶段在18～25岁，

---

① DONNER G J, WHEELER M M. Career planning and development for nurses: the time has come [J]. International council of nurses, 2001 (48): pp. 79－85.

职业生涯的初期在 25 ~ 40 岁。[①] Super 等提出职业生涯确定于 25 ~ 44 岁。[②] 本研究结果中护士进入和适应职业的时间与其他行业比较，总体上比较短。本研究中，全体的被调查者主要在珠江三角洲地区的三甲医院工作，这些医院集中了临床、教学、科研等较高层次的人才力量，并拥有更多的专业实践和学习的资源。可能在这些医院的职业实践中，高强度的专业实践和职业训练对新护士更快适应职业环境、提升职业能力有帮助。同时，这些医院的护士也因业务能力和职业素质的迅速提升而具有较高的职业成功感。较高的职业成功感和相对较多的学习机会等因素使护士缩短在自我认可和专业认可上的调适时间，在入职后较快进入职业状态，从而职业生涯起步时间较短。赵光红等的研究结果显示，三甲医院护士的职业态度整体处于较高水平。[③] 研究结果显示，在护士职业生涯起步阶段给予必要的规划和建议很重要。De Gieter 等对 287 名比利时护士的问卷调查显示，年轻护士离职意向较

---

① GREENHAUS J H, PARASURAMAN S, WORMLEY W. Effects of race on organizational experiences, job performance evaluations, and career outcomes [J]. Academy of management journal, 1990 (33): pp. 64 - 86.

② SUPER D E. A life-span, life-space approach to career development [J]. Journal of vocational behavior, 1980 (16): pp. 282 - 298; SUPER D E, HALL D T. Career development: exploration and planning [J]. Annual review psychology, 1978 (29): pp. 333 - 372; SUPER D E. A theory of vocational development [J]. American psychologist, 1953, 8 (5): p. 185.

③ 赵光红，阮满真，邱丽丽. 护士职业态度现状分析及对策 [J]. 护理学杂志，2008，23 (1): 1 - 4.

强。[①] 刚参加工作的2～3年往往是护士离职意向较强、离职人数较多的时期。管理层应注意这个阶段护士对职业生涯适应的情况，加强管理和引导，促进新护士尽快进入职业角色，使其职业生涯发展具有良好的开端。

（三）护士职业生涯发展存在滞缓期

由于目前我国的护士以女性为主体[②]，需面临和经历孕产育儿、照顾子女所带来的压力。传统上，女性是照顾子女和家庭的主力，女性在家庭中的角色会耗费其较多的时间和精力，既要工作，又要养小孩，承担很大的家庭责任，即受访者所说的“对女人来讲就是人生一大坎”，家庭事务会影响其时间分配，使其生活重心从工作向家庭偏移。因此，受访者表示护士的职业生涯发展过程存在特殊的滞缓阶段。在这一职业生涯发展时期，“以家庭为中心”，护士需处理好在家庭中的角色关系，以“保持原有在科室中的地位”，寻求职业的“稳定状态”。研究结果显示，管理者需关注处在这一职业生涯阶段的护士，主要帮助护士协调好工作与家庭的关系，促进护士平稳度过职业滞缓期，为后续的职业生涯阶段做好准备。

（四）护士职业生涯高原期前移并可出现分化

受访者表示，大部分护士在40岁左右职业发展逐渐达到较高

---

① DE GIETER S，HOFMANS J，PEPERMANS R. Revisiting the impact of jobsatisfction and organizational commitment on nurseturnover intention：an individual differences analysis [J]. International journal of nursing studies，2011，48（12）：pp. 1562－1569.

② 中华人民共和国卫生部．2011年中国卫生统计年鉴 [EB/OL]．[2013－01－16]．http：//www. moh. gov. cn/htmlfiles/zwgkzt/ptjnj/year2011/index2011. html.

水平，“三十七八岁或者往后，很早进入安逸期”，“工作安安稳稳，35 岁过后想变化的不多，不想变化”，“四十来岁开始就会往下掉，就不往上走的啦”，是“一个很明显的分水岭”，护士进入职业高原期，职业生涯维持平稳的状态或逐渐向下走，难以再有突破。与 Super 的职业生涯阶段理论提到的职业维持阶段在 45 ~ 65 岁的年龄段①相比，本研究中护士的职业高原期前移。同时，有小部分护士能继续保持旺盛的上进心，在这个时期职业生涯可能向新的高峰发展，进入职业发展新的黄金期，出现职业发展的分化状态，从而与处于职业高原状态的大部分护士形成明显的对比。研究结果显示，管理层应重视临床上高年资护士的职业生涯发展。高年资护士正处于经验积累娴熟、素质和能力较强的时期，若能充分发挥这部分护士的作用，帮助她们突破自我，寻找新的职业发展点，则高年资护士可以成为临床护理工作中宝贵的资源，尤其在当今我国护理人力资源短缺的状况下，高年资护士的管理和使用对医院提供优质护理服务、帮助和培养年轻护士都是非常重要而有价值的。

（五）护士职业生涯发展各阶段年龄界限比较模糊

护士职业发展的年龄界线比较模糊，存在相互交叉的特点。这一特点符合不同个体之间差异性的现实情况，体现了护士职业发展具有个性和弹性的特点。另一方面源于护士的起始学历不同，其经历各个阶段需要的时间长短和进程的快慢差别较大。不同于一般职业生涯发展理论侧重按年龄界定，根据不同年龄段生涯所面临的问题和不同年龄段职业的主要任务，对职业生涯发展进行

---

① SUPER D E. A life-span, life-space approach to career development [J]. Journal of vocational behavior, 1980 (16): pp. 282 - 298.

划分①，护士职业阶段的划分与教育背景及其可能由此带来的工作能力差异有关。起始学历高的护士每个职业生涯发展阶段历时可能缩短，“学历越高（晋升）时间间隔越短”，在较短的工作时间内走向下一个职业生涯发展阶段。而起始学历低的护士需要经历更长时间提升其工作能力，职业生涯发展才能进入下一个阶段。

第七节　护理专业职业生涯教育

一、护理院校必须开展职业生涯教育

本研究单因素分析的结果显示，“现在是否有个人职业生涯发展规划”对护士的职业成功感、职业满意度、组织内竞争力、组织外竞争力均有显著性影响。有个人职业生涯发展规划的护士，其职业成功感、职业满意度、职业内竞争力和组织外竞争力较好，且在标准化重要性中分别排第 4 位、第 6 位、第 3 位、第 2 位。“学生时期是否学习过职业生涯规划课程”对护士的职业成功感、职业满意度和组织内竞争力有显著影响，在学生时期学习过职业生涯规划课程的护士，其职业成功感、职业满意度和个人的组织内竞争力水平均较高。

在本研究的质性研究中，受访者指出，护理院校的教师通过教育活动能影响学生的职业判断力，可对学生的职业判断和专业思想产生积极影响。因为“学生出来要靠自己摸索，摸索过程漫长曲折”，所以“对学生进行职业生涯方面的规划教育有必要”，

---

① 王倩，张丽欣．国内外职业生涯发展研究述评［J］．价值工程，2010，29（10）：236－237.

“老师指点一下迷津的话，学生对自己提前规划会不一样”。这种教育活动还是隐性课程，是一种环境熏陶，“身边的人的引导”是“很关键的”，能影响学生对职业的认可度，对学生专业认可的形成产生积极影响。与此同时“跟学生强化的过程中实际上也强化了我自己对护理专业的理解，这是相辅相成的”。

如果在学校中没有开展职业生涯教育，则可能不利于护士的职业适应。“像我们毕业的时候对这份职业一无所知，学校的老师也没给我们讲，来到之后都是通过自己的调适，也许有人调适好了，有人（调适）不好，有很多人就离开了这份职业，调适不好的就做不下去了。即使是以前去实习啊见习啊，但是没有系统地看到这份职业。”

回顾国内外已有的同类研究，Donner 等指出随着护理专业和社会的发展，在卫生保健系统不断变化的环境下，护士需要管理自己的职业生涯。① 谷鹄指出进行职业生涯规划，能够帮助其客观地认识自我，有助于护理学生选择职业、培养职业兴趣和职业意识、确立职业目标，有助于职业发展和人生发展。② 同时，护士对医院和工作的认同感可降低其离职率，对稳定护理队伍具有重要意义。③ Chang 等则详细分析了护士职业生涯中不同阶段的需

---

① DONNER G J, WHEELER M M. Career planning and development for nurses: the time has come [J]. International council of nurses, 2001, 48 (2): pp. 79 -85.

② 谷鹄. 高职护生职业生涯规划探析 [J]. 文教资料，2008 (29): 221 -223.

③ 穆俏竹，柏兴华，苏兰若. 急诊护士职业认同、工作满意度与离职倾向关系的研究 [J]. 中华护理教育，2012，9 (3): 99 -102; 吴清香，彭卫群，丁小容，等. 临床护士工作满意度、组织承诺与离职倾向的调查 [J]. 中华全科医学，2011，9 (7): 1111 -1113.

求，指出医院系统应有相应的职业发展计划。①

研究结果显示，在职业人员、社会媒体对护理学生职业判断力的各种影响下，为增进护理学生的职业价值认识、强化其职业价值认同，提升责任感和归属感，必须开展护理职业生涯教育。

二、开设职业生涯教育课程

（一）以课程形式为主进行护理学专业学生的职业生涯教育

本研究结果显示，现在有个人职业生涯发展规划的比例为48.4%，而在学生时期学习过职业生涯规划课程的仅为21.7%。从以上数据可以看出，近半数护士现在有个人职业生涯发展规划，但比例仍不多。仅约20%的护理专业学生接触职业生涯规划课程，总体上占的比例非常低，揭示有必要在学校开设相关课程，为学生提供系统的、专业的职业生涯规划指导。

本研究通过与护士的访谈发现，职业生涯规划课程使学生具有职业规划的理论基础，对引导学生正确和理性地认识职业，主动、积极地为自己的职业生涯作好规划起指导作用，能帮助和促进学生的专业学习。对职业生涯怎么规划的问题，“要给学生很正面的东西——要清楚护士是干什么的”，并“从正面引导学生认识护理专业”。如果“在学生阶段就开展职业生涯教育，告诉学生有什么方向，学生就会思考，也会去了解，这对学生一定有帮助”。“尤其是本科护士学生。一开始的那段心理调适降到最

---

① CHANG P L，CHOU Y C，CHENG F C. Designing career development programs through understanding of nurses' career needs [J]. Journal for nurses in staff development，2006，22 (5)：pp. 1 – 8.

短，给她明确的职业生涯指导，可以不浪费那么多时间，不要走那么多弯路，可以直接进入角色。”职业生涯规划教育的提早介入可提高学生的护士职业认同。

国内学者指出，护士的教育水平影响护士对护理工作的看法和体验。[①] 美国的 Zimmerman 和 Yeaworth 指出教育准备以及他人帮助是促进职业成功的重要因素；其中，在他人的帮助当中，最具有影响力的就是学校教师。[②] 职业教育改革的过程中，教师或辅导员的参与、培训具有决定性作用。[③] 护理专业教授可利用其既是教师又是护理专业人员的双重身份，在教学过程中对护理专业学生的职业生涯规划进行指导，通过培养学生专业认同感、护理职业价值观，以及对自己的正确了解，促进其在护理专业方面的成长和发展。[④] 研究结果显示，通过课程教学形式对护理学生进行系统、专业的指导，传授职业生涯规划的相关理论，可促进护理专业学生对职业生涯的理性思考和客观分析，使之对个人及其职业选择和发展有较好的判断能力。而学生在理论基础指导下的理性判断和规划，有助于其缩短毕业后的专业角色适应时间，碰到困惑时通过理性思考可以少走弯路，更顺利地进入职业状态，更利于个人职业生涯的发展。因此，护理教育者应开发和建设护

---

① LU H，WHILE A，BARRIBALL L. Job satisfaction and its related factor：a questionnaire survey of hospital nurses in Mainland China［J］. International journal of nursing studies，2007（44）：pp. 574－588.

② ZIMMERMAN L，YEAWORTH R. Factors influencing career success in nursing［J］. Research in nursing & health，1986，9（2）：pp. 179－185.

③ MARLAND J，SIDNEY P. Career educational proposal for reform. 1974.

④ 赵婉莉，周碧琼．护理专业教师在护生职业生涯规划中的作用［J］. 护理学杂志，2008，23（18）：62－64；殷磊，李小萍．专业生涯规划与专业成长［J］. 中华护理杂志，2004，39（10）：777－779.

理学生职业生涯教育课程，以课程形式对护理学生进行职业生涯发展教育应是学生职业生涯教育中最主要的途径之一。

（二）构建护理专业职业生涯规划的课程体系

在本研究中，受访者表示，“在学校，老师灌输这方面的思想，她可能慢慢会认识，慢慢就会接受这份职业”，“接受了这个现实之后，慢慢会发现它其实有很多乐趣”，“建立对这个事业的信心”，“可以在当中找到很多成就感”。然而，职业生涯规划的课程体系尚未建立，受访者指出，很多学校对学生进行就业指导，“我们那不叫职业生涯规划，好像叫就业指导”。就业指导主要是针对学生就业进行的，一般意义上的就业指导对护理专业缺乏针对性，并非真正意义上的职业生涯规划教育，护理专业学生无法获得关于护士职业的充足的信息。所以学校应结合护士职业生涯的特点和现状，构建护理专业职业生涯规划的课程体系，使学生在学习的不同阶段接受职业生涯规划教育，主动、积极地选择职业。

受访者表示，护理专业的职业生涯规划课程体系“应该是连续的，而不应该集中在某几天把它讲完。比如说一年级应该讲什么，到了二年级进入专业学习了应该讲什么，三年级进入临床见习应该讲什么，准备就业了要讲清楚目前就业的形势”等，从专业的角度去规划。“到了大四就会进入见习啊，实习啊，这个阶段做（职业生涯教育）的话能够让她有一个更深的体会。”此外需要选择合适的课程教材，以便对护理专业学生进行理论指导。“首先要有教材，有教材就比较规范，正规。”

职业生涯规划是指把个体发展与组织发展相结合，对决定个体职业生涯发展的社会因素、组织因素、个人因素等加以综合分析，制订个人的事业发展战略设想与计划。[①] Yang 等指出台湾男护士在早期学习阶段已开始了他们的职业发展准备。[②] 而国内毕业生对高校就业指导中心的服务满意度较低。[③] 为此，许小明等学者将职业生涯规划培训纳入“护理管理学”的教学课程，结果发现学生的早期职业生涯规划认知能力都有较大提高，有利于培养全面发展的高素质人才。[④] 李春卉等学者则为护理专业学生专门开设 14 个学时的职业生涯规划教育课程，采用与专业相结合的教学内容和多种教学形式，使护理专业学生对专业的态度、对职业生涯规划的认识、对未来职业的定位均得到了增强。[⑤] 本研究的结果显示，应开发适用于护理学专业学生、针对以后从事护士职业的生涯规划教育课程。护理职业生涯规划课程的构建应基于自我职业生涯管理理论，帮助学生了解自己，使学生根据职业的要求以及自己的心理特点，将二者进行合理而科学的匹配，并根据主客观条件努力进入职业，同时提出护理毕业生实现职业成功感的策略。这有利于护士的职业适应，也有利于护士入职后的职业生涯规划和发展。

---

① 王曙雅. 合理规划职业生涯，成功实现理想人生 [J]. 郑州牧业工程高等专科学校学报，2006，26 (3)：48 -49.

② YANG C I, GAU M L, SHIAU S J, et al. Professional career development for male nurses [J]. Journal of advanced nursing, 2004, 48 (6): pp. 642 -650.

③ 付孝莉，梁建春. 重庆市大学毕业生职业生涯规划满意度调查 [J]. 中国青年研究，2007 (2)：14 -16.

④ 许小明，陈琼，刘艾，等. 互动式教学对护理本科学生职业生涯规划认知态度的影响 [J]. 当代护士，2008 (3)：50 -51.

⑤ 李春卉，石玮，王明弘，等. 开展护生职业生涯规划教育的效果探讨 [J]. 护理学杂志，2008，23 (16)：54 -55.

三、职业生涯教育必须分阶段有针对性地进行

在护理专业学生的职业生涯教育中，应根据不同的起始教育学历层次、不同的年级开设相应的课程。因为起始教育学历层次不同的学生，其专业基础、职业期望、职业定位皆不同。

从起始教育学历层次看，中专、大专的护理学生，其专业思想问题相对较少①；而本科生，尤其是重点大学的本科生，由于自愿报读护理学专业的生源不足，绝大多数是通过专业调剂而来，这些本科生对护理专业认识少、对自己的能力评估和职业期待比较高，其现实的职业生涯规划与理想状态之间存在较大差距，往往不能理解为何要做护士，专业思想不稳定的问题较突出。② 从事护理相关岗位的本科毕业生对所在单位的培养、个人发展机遇、培养计划的落实及培养与使用状况表示满意的比例均较低，仅为5% ~38% 。③ 詹泽群等对职业成熟度的比较研究发现，中专、大专学制下护理专业学生职业成熟度存在差异，提出应在不同阶段有针对性地进行就业指导和职业生涯规划教育，帮助护理专业学

---

① LIU S W，LUO L，WU M C，et al. Correlation between self-differentiation and professional adaptability among undergraduate nursing students in China [J]. International journal of nursing sciences，2016，3（4）：pp. 394 - 397.

② 王小燕，姜小鹰，冉启果．护理本科生择业意向及影响因素的调查研究［J］．中华护理教育，2015，12（6）：418 - 421；廖永珍，阮满真，丛丽．对高等护理专业学生职业生涯规划的调查分析［J］．中华护理教育，2010，7（9）：419 - 422；吴德芳．护理本科生自主学习能力现状及其影响因素研究［D］．长沙：中南大学，2014.

③ 吴蓓雯，曹伟新．影响临床本科学历护士职业生涯发展的相关因素［J］．护理研究，2006，20（2）：315 - 316.

生加深对所学专业的了解，激发和调动学习积极性，促进教学质量的提高，认识当前学校与实现个人职业理想的关系，设计好合理的成才之路。①

处在各个年级的护理专业学生，其接触的专业层面也不同。例如，专业课程设置的普遍规律是，本科一年级的学生还没有接触专业课程，对专业的认识非常少；二年级的学生开始接触专业课程；三年级的学生已经开始专业课程见习；四年级的学生处于实习阶段，面临就业。针对各层次、年级的护理学生不一样的认知，进行职业生涯教育课程设计，才能优化课程教学的效果。本研究中受访者也表示，有针对性、阶段性的职业生涯规划教育有助于稳定护士职业思想，以应对未来职业发展中出现的问题。“应该是不同阶段有不同的指导”，在早期应该让学生思考“护理到底干些什么，发展方向有哪些，可有哪些选择”。这样，护理专业学生“目标就会非常的明确，学习起来也有热情，不会处于很迷茫的状态”。“因为大一和大二的上学期是医学的入门知识，真正学护理知识从大二开始，了解职业也是从大二开始的，而且学生的心智开始慢慢地成熟。所以，应该是从大二开始就一直开，而且这三年的内容有区别。比如说大二告诉学生护士是干什么的，要做好准备，上了临床就跟所有的护士一样要从打针发药开始干起。大三开始告诉学生护理专业研究哪一些问题，也许工作之后就要从这一方面深入研究、发展，可以具体规划到哪一个阶段成为什么样的人。”研究结果显示，学校应根据学生的教育背景、年级层次、职业期望状况等有针对性地进行护理专业学生的职业

① 詹泽群，黄为俊，廖立红，等. 不同学制护理专业学生职业成熟度的比较研究［J］. 江西教育学院学报（社会科学），2008，29（4）：37－40.

生涯教育，以保证职业生涯规划教育能有效地帮助学生今后的就业、职业选择和职业规划，为其未来的职业生涯规划和发展打下坚实的理论基础。

第八节　创新性和发现

一、研究方法及内容

采用量性研究与质性研究相结合的研究设计，在对广州市、深圳市、珠海市等珠江三角洲地区的10所三甲医院护士职业生涯发展情况进行横断面调查分析的基础上，通过质性研究方法对影响护士职业生涯发展的深层次原因进行挖掘和探究。目前，我国关于护士职业生涯发展及职业生涯管理研究的成果不多且以理论评介、经验性探讨和描述为主，处于起步阶段，大型的系统的实证研究结果凤毛麟角。本研究通过调查研究发现护士职业生涯发展的特点及其影响因素，并进一步运用质性研究方法探索护士职业生涯的真实感受，更深层次地解释了量性研究的结果，提高了结果的可靠性并丰富了量性研究的内涵。本研究在量性研究与质性研究的融合运用方面作了有益和有效的尝试，为护理人力资源管理研究方法的运用提供参考。

二、研究发现及其意义

（一）发现和归纳护士职业生涯的阶段性及其特征

通过质性研究发现了护士职业生涯的阶段性及其特征，丰富了具有普遍适应性意义的职业生涯阶段理论的内涵，是对职业生涯阶段理论的发展和贡献。归纳了护士职业生涯阶段的独特性，为护理人力资源管理和护士职业生涯规划教育提供理论依据。

（二）通过实证研究构建理论模型

国内外人力资源管理领域关于职业生涯研究较多，但在我国，对护士大样本量的职业生涯发展的系统研究尚属首次。本研究对广州市、深圳市、珠海市等珠江三角洲地区的10所三甲医院护士职业生涯发展进行横断面调查，分析其职业成功感现状和特点，构建了影响其职业生涯发展的分类树模型。通过质性研究探究影响护士职业生涯发展的深层原因，为以后相关研究提供理论基础。

（三）为开设护理专业的职业生涯教育课程的必要性和方法提供理论依据

本研究的量性研究显示了职业生涯规划有利于护士的职业生涯发展，质性研究进一步发现了对护理学专业学生进行职业生涯规划教育必须做到规范化、有计划、按阶段、有针对性地进行，在系统的职业生涯规划理论指导下，根据护士职业特点开设职业生涯教育课程。

（四）为研究工具发展做了理论准备

为丰富和完善职业成功感测量工具做了理论准备。运用Eby等构建并由中国学者翻译并检验的职业成功感量表进行测量，在运用质性研究探索影响护士职业生涯发展的深层原因过程中，发现了护士的职业成功感包括主观职业成功感和客观职业成功感，同时存在职业挫败感。从而丰富了职业成功感评价的内容，为职业成功感测量维度和条目的完善提供了理论基础，是对职业成功感评价和测量内容及方法的贡献。

本研究调查和访谈的10所三甲医院护士，其中工作年限最长者为 22 年，年龄最大者为 47 岁，总体上尚未有完成职业生涯全过程退出职场者。所以，对其职业生涯阶段性暂时只能归纳至职业高原期，未能跟踪至其职业生涯的全过程。

由于客观条件的限制，本研究只对目前在临床工作的护士进行调查研究和访谈，未能对已经离开护理领域的护士进行调查和访谈。所以，对护士离职的原因及其职业生涯发展的情况未能进行归纳总结，有待进一步的研究。

结　语

一、主要结论

（1）护士对职业成功感的评价持基本认同态度。从各维度看，其对职业满意度持基本认同态度，组织外竞争力较高，组织内竞争力较低。

（2）护士个人职业生涯发展规划是影响其职业生涯发展的首要因素，同时，对护士在组织内竞争力和组织外竞争力具有关键性的影响。

（3）护士职业感受包括职业成功感和职业挫败感。前者由主观职业成功感和客观职业成功感构成，后者的主要成因是职业压力与职业倦怠、职业价值感缺失、缺乏职业发展平台及薪酬不合理。

（4）护士职业竞争力取决于个人的职业发展规划、业务素质、教育背景、社会网络中的家庭关系以及职业生涯教育。

（5）专业技术职称和行政职务是护士职业成功感、职业满意度、组织内竞争力的重要影响因素。

（6）职业生涯教育有利于提升护士职业成功感，同时提升护士的组织内竞争力。

（7）护士职业生涯具有阶段性，由职业起步期、职业发展期、职业滞缓期、职业高原期等构成。

二、建议

（1）医院应建设护士职业生涯管理的机制，从组织管理层面加强对护士职业生涯的管理，从业务、职务、报酬、学习机会等方面提供更加合理的条件，提高护士的职业成功感、职业满意度及职业竞争力。同时，引导护士进行职业生涯发展规划，促进护士职业生涯有序发展，稳定护理人才队伍。

（2）医院应尊重和重视护士的工作，强化组织支持，提高护士的职业地位，增进护士的自我认可和专业认可，降低护士的职业挫败感，增强其主观成功感和客观成功感。

（3）医院应根据学历层次、个人业务能力等方面情况，有针对性地为护士提供学习机会，在工作中增强对护士的人文关怀，支持和帮助护士处理好其与家庭成员之间的关系，促进护士职业稳步发展。

（4）护理院校应开展护理学专业的职业生涯教育。根据护士职业特点，开发护理学专业的职业生涯教育课程，在不同学历层次、不同年级有针对性地开设护士职业生涯教育课程，使学生了解护士职业及其工作特点，增进职业价值感，形成职业判断力，掌握职业规划理论，使学生对职业选择和职业规划具有主动性。

（5）组织管理者应根据护士不同的职业发展阶段，有针对性地加强其业务管理能力，并适时任用护士参与行政管理工作，以增进护士的职业成功感。

护士职业生涯阶段性具有鲜明的特点，即职业起步期短，因护士队伍的女性主体性特征而存在职业滞缓期，职业高原期前移。护理管理者和高资历护士应在护士从业 2 年内鼓励、支持其度过职业起步期，协助其完成自我认可和专业认可，为护士职业生涯的稳定发展打好基础；在护士职业滞缓期给予更多的关怀和心理支持，促进其尽快回归职业状态；通过层级管理，使不同职称层次的护士在工作中体现自身的价值，提高职业高原期护士的职业创造力和实现职业价值，为护士在不同阶段的职业发展提供内在的动力，促进护士的自主学习和进取。